Su Plan

para una

VIDA
EQUILIBRADA

Su Plan
para una
VIDA
EQUILIBRADA

James M. Rippe, M.D.

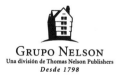

GRUPO NELSON
Una división de Thomas Nelson Publishers
Desde 1798

NASHVILLE   DALLAS   MÉXICO DF.   RÍO DE JANEIRO   BEIJING

Traducción: *Rolando Cartaya*
Tipografía: *Grupo Nivel Uno, Inc.*
Diseño de la portada: *The Designworks Group*
Fotografía del autor: *Spencer Freeman*
Fotografía de la portada, yendo de la izquierda a la derecha: *Eric Johnson, Bruton Stroube Studios; Wide
Group/Iconico/Getty Images; Eric Hausman Photography*
Diseño de la presentación original © 2007 Thomas Nelson, Inc.

ISBN: 978-1-60255-143-5

Impreso en Estados Unidos de América

08 09 10 11 12 RRD 7 6 5 4 3 2 1

Este libro está dedicado a Stephanie, Hart, Jaelin, Devon y Jamie.
Ustedes le dan a mi vida el equilibrio, propósito y el significado que necesito.

Contenido

Apéndices

Reconocimientos

M uchos de los conceptos que se presentan en *Su plan para una vida equilibrada* son el resultado de años de esfuerzo por parte de muchos individuos talentosos en mi laboratorio de investigaciones, el Instituto de Estilos de Vida Rippe, y mi clínica, el Centro de Evaluación de la Salud Rippe. He tenido la bendición de contar con amigos y colegas increíbles en mi vida adulta que han contribuido grandemente a la obra que describo en este libro. Estoy profundamente agradecido a estos individuos, que son demasiados como para reconocerlos por nombre.

Aunque muchas personas han hecho grandes contribuciones para producir este libro, debo agradecer especialmente a la doctora Mary Abbott Waite. Este es el séptimo proyecto literario que Mary Abbott Waite y yo hemos hecho juntos. Ella continúa asombrándome con su capacidad de tomar mis manuscritos, organizar, clarificar y mejorar mis palabras y pensamientos. Ella lo hace con esa habilidad maravillosa y sutil de desaparecer dentro de mi tinta. Sin su talento formidable, su profundo compromiso con todos aspectos del proyecto y su enorme energía, libros como el que usted está sosteniendo en este momento en sus manos no existirían. Mary Abott es una maravillosa profesional, una escritora talentosa y una amiga personal cercana.

Gran parte de la investigación que se menciona en este libro ha sido conducida por el Instituto de Estilos de Vida Rippe bajo la dirección estupenda de mi colega y amigo, Ted Angelopoulos, PhD, MPH. Ted es un hombre orquesta. Él es director de investigación del Instituto de Estilos de Vida Rippe y del Centro de Evaluación de la Salud Rippe así como profesor de Ciencias del Ejercicio de la Universidad del Centro de la Florida, donde también trabaja como director de investigación de nuestro Centro de Medicina para el

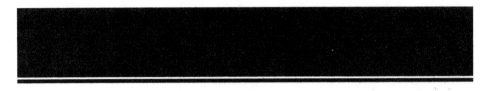

Estilo de Vida. Las habilidades y la energía de Ted así como su amistad son enormemente importantes para mí.

Nuestra directora asociada de investigación, Linda Zukley, PhD, RN, CCRN, tiene la misma energía y entusiasmo del doctor Angelopoulos. Ella tiene grandes habilidades clínicas y es una administradora maravillosa con una profunda dedicación a la investigación clínica que conducimos en el Instituto de Estilos de Vida Rippe. Los doctores Angelopoulos y Zukley son apoyados por un equipo de nutricionistas, fisiólogos del ejercicio y otro personal de apoyo quienes hacen un trabajo magnífico llevando a cabo la investigación diaria y aplicando las ideas que yo presento en este libro.

Mi clínica, el Centro de Evaluación de la Salud Rippe, es dirigida por un equipo maravilloso de doctores que brindan un cuidado médico de alta calidad y que es un sello distintivo de los servicios del Centro de Evaluación de la Salud Rippe. El equipo clínico está dirigido por las doctoras Sherri Brooks, Sherry Novenstern y Christie Edwards. Amy Stachnick realiza un trabajo sobresaliente como directora del servicio a los clientes de la CESR y Herminio Álamo, MHA, RN, dirige el equipo de fisiólogos del ejercicio, enfermeros, nutricionistas y otro personal de apoyo que sirve, de manera excepcional, a cada paciente en nuestra clínica todos los días.

También debo agradecer a los equipos de nutrición y ciencias de ConAgra Foods por sus sugerencias y consejos útiles. Jim Astwood, PhD, vicepresidente encargado de la investigación científica de actividades reguladoras y de nutrición, así como de la calidad y la innovación, ha sido un gran colega y amigo.

Patty Packard, MS, RD, Kristi Reimers, PhD, RD, Kasia Burton, RD y su equipo encabezaron el esfuerzo de desarrollar los planes alimenticios y las recetas que se encuentran en este libro, *Su plan para una vida equilibrada*.

Los equipos editoriales y ejecutivos de Thomas Nelson han sido un gran apoyo en este proyecto y he disfrutado trabajar con ellos. Pamela Clements, vicepresidenta y editora, ha sido una de las primeras en apoyar ávidamente todo este proyecto. David Dunham, vicepresidente ejecutivo, también apoyó este proyecto desde sus primeros inicios. Geoffrey Stone, editor en jefe, proveyó consejo sabio y dirección en cada fase de este proyecto. Emily Prather ha demostrado una gran habilidad como editora.

Un agradecimiento especial a mi agente literario en este proyecto, Lee Hough, quien me apoyó entusiastamente en este proyecto y manejó muchos detalles.

Tengo la fortuna de poder dirigir un esfuerzo académico de la Universidad del Centro de la Florida para establecer el Centro de Medicina para el Estilo de Vida de UCF. Esto ha sido posible por medio del apoyo del presidente de la UCF, el doctor John Hitt, quien es un verdadero visionario y un gran amigo.

También estoy profundamente agradecido a los miles de pacientes que han venido a mi organización de investigación clínica, el Instituto de Estilos de Vida Rippe, y a mi clínica, el Centro de Evaluación de la Salud Rippe, en las últimas dos décadas. Sus experiencias me han enseñado e inspirado a ser un mejor doctor y un mejor ser humano. He extraído de esa sabiduría y del progreso a una vida más saludable por medio de historias que presento en este libro aunque hemos cambiado sus nombres y condensado o combinado las experiencias para ilustrar puntos claves y para proteger su privacidad.

Ningún proyecto literario podría concebirse sin la ayuda de mi excepcional directora editorial, Elizabeth Grady, que ha coordinado todas las actividades editoriales de mi organización por más de veinte años.

Beth tiene gran energía, habilidades organizativas fenomenales y una profunda pasión por la excelencia que logra hacer que estos proyectos se puedan concluir.

Mi asistente ejecutiva, Carol Moreau, hace un trabajo sensacional administrando mi carrera complicada y ocupada, la cual está compuesta de muchos aspectos diferentes, incluyendo la investigación, cuidado de

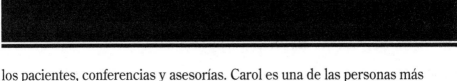

los pacientes, conferencias y asesorías. Carol es una de las personas más organizadas y competentes que jamás he conocido y probablemente sabe más de mi vida que yo mismo.

Mi asistente ejecutiva y gerente de oficina, Becky Cotton-Hess, en nuestra organización de investigación en Florida, el Instituto de Investigación de Estilos de Vida Rippe de Florida, apoya mis esfuerzos con gran talento, cuidado y eficiencia. Estoy profundamente agradecido por el arduo esfuerzo y la dedicación que ellas han mostrado en este y muchos otros proyectos.

Finalmente, mi querida esposa, Stephanie Hart Rippe, apoya cada aspecto de mi vida y me provee con amor constante y ánimo. Ella administra una vida hogareña muy complicada donde participo no sólo yo sino también nuestras cuatro hermosas hijas, Hart, Jaelin, Devon y Jamie quienes llenan de gozo mi corazón. Estas cinco mujeres componen las «mujeres Rippe» y hacen que yo siempre esté decidido a ser lo mejor que pueda en medio de la lucha diaria de equilibrar la familia y los aspectos profesionales de vida.

JMR
Boston, MA

Una cuestión de equilibrio

La mayoría de nosotros quisiéramos tener un mejor equilibrio en nuestras vidas. Nos gustaría equilibrar la familia, el trabajo, la diversión, la relajación, el acondicionamiento físico y la nutrición. Nos gusta sentirnos en control de nuestras vidas y verdaderamente quisiéramos tomar decisiones que promuevan nuestra salud y una buena calidad de vida.

La mayoría de nosotros conocemos las cosas básicas que necesitamos hacer para ser más saludables y más felices. Sabemos que debemos intentar comer mejor. Sabemos que debemos tratar de tener más actividad física. Sabemos que es importante tener tiempo para la familia, para nuestros amigos y para disminuir nuestro estrés en este mundo tenso, complicado y ajetreado. Pero la mayoría de nosotros experimentamos una brecha frustrante entre lo que quisiéramos hacer y lo que realmente se hace. La realidad de una vida llena de múltiples compromisos muy frecuentemente obstruye nuestro camino. Pareciera que todos tenemos «mucho que hacer, pero muy poco tiempo para hacerlo».

Yo mismo lo veo en mi propia vida cuando trato de equilibrar mi carrera y la vida hogareña con mi esposa y mis cuatro hijas jóvenes. Y lo he visto en miles de pacientes en mi clínica, el Centro de Evaluación de la Salud Rippe y en nuestro centro de investigación, el Instituto de Estilos de Vida Rippe. Muchas personas nos visitan con vidas y salud terriblemente desequilibradas. Y lo más importante que hacemos es ayudar a esas mujeres y hombres a que logren este escurridizo equilibrio.

La base para tener la mejor calidad de vida posible es un estilo de vida equilibrado que incluye una nutrición sensata que provea salud y energía, actividad física que mantenga el sistema corporal acondicionado así como músculos fuertes y flexibles y estrategias para el bienestar que le ayuden a

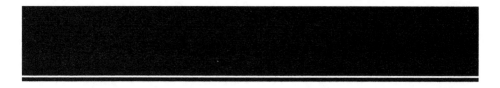

controlar la tensión y promover un bienestar espiritual y emocional. *Su plan para una vida equilibrada* puede ser la clave que le ayude a obtener el control de su vida.

El equilibrio añade fortaleza

Un triángulo equilátero simboliza el equilibrio. Es la forma geométrica más fuerte de la naturaleza. También puede representar tres requisitos iguales y fundamentales para lograr una vida equilibrada:

▲ Nutrición: Elección de alimentos saludables que enriquezcan su vida.
▲ Actividad física: Mantener su cuerpo en movimiento.
▲ Bienestar: Encontrar tiempo para la relajación y para pasar tiempo con los amigos y la familia.

Si todos los lados tienen la misma longitud, un triángulo es fuerte y equilibrado. Pero si usted lo «desequilibra» al acortar uno de sus lados, usted está debilitando toda la estructura. De manera similar, si usted ignora o enfatiza en extremo uno de los tres fundamentos de la salud: la nutrición, la actividad física o el bienestar, usted está haciendo que su vida se desequilibre.

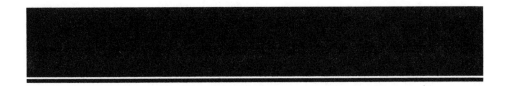

Esos tres fundamentos: una sana nutrición, actividad física y el bienestar se convertirán en la médula de su plan. Profundicemos en la analogía un poco más de esta forma:

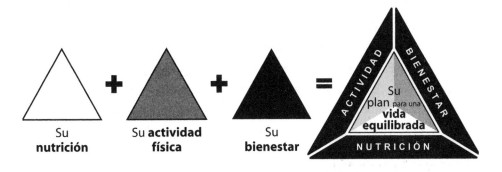

¿Nota la diferencia? Un triángulo es plano, de dos dimensiones. Si usted añade sus metas y elecciones a la fortaleza de una buena nutrición, actividad física y un bienestar equilibrado entonces está convirtiendo al triángulo en una estructura sólida de tres dimensiones: un plan dinámico y personalizado para lograr una vida equilibrada.

Usted es el factor más importante de esta pirámide. Usted toma las decisiones para crear y llevar a cabo un plan que funcione para usted y para su familia porque está confeccionado de acuerdo a sus necesidades y circunstancias. *Su plan para una vida equilibrada* le proveerá conceptos, estrategias, herramientas y consejos que usted necesitará.

Asóciese parar tener éxito

Este libro le ofrecerá estrategias prácticas y consejos; de ellos usted puede escoger lo que le funciona a usted y a su familia de tal forma que pueda equilibrar una vida diaria en tres áreas: nutrición, actividad física y bienestar.

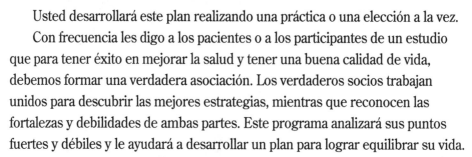

Usted desarrollará este plan realizando una práctica o una elección a la vez.

Con frecuencia les digo a los pacientes o a los participantes de un estudio que para tener éxito en mejorar la salud y tener una buena calidad de vida, debemos formar una verdadera asociación. Los verdaderos socios trabajan unidos para descubrir las mejores estrategias, mientras que reconocen las fortalezas y debilidades de ambas partes. Este programa analizará sus puntos fuertes y débiles y le ayudará a desarrollar un plan para lograr equilibrar su vida.

También encontrará un sitio en la Internet muy útil: StartMakingChoices. com* que le dará información gratuita, ánimo y retroalimentación.

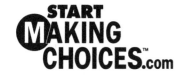

Este sitio web fue creado por profesionales de la compañía ConAgra Foods, Inc. junto conmigo y mi laboratorio de investigación. El sitio presenta un Planificador de Vida Equilibrada con directrices sobre nutrición, actividad física y bienestar diario que puede adaptar para que satisfaga sus necesidades de equilibrio personal.

En el área de nutrición, usted puede personalizar los planes de comidas y puede tener acceso a un diario de alimentos que analizará, de manera automática, su consumo nutricional diario. En la sección de actividad, usted puede diseñar un plan de ejercicios diario a su medida donde puede registrar sus actividades diarias. Esta sección también ofrece herramientas que le ayuden a calcular rápidamente su IMC (índice de masa corporal), ritmo cardiaco proyectado y consumo diario recomendado de calorías. StartMakingChoices.com le ofrece también herramientas para su bienestar tales como sugerencias para fortalecer su relación con sus amigos y familia, para controlar la tensión, y para tener tiempo para usted mismo. Usted puede usar este sitio de la Internet junto con *Su plan para una vida equilibrada*, o usar este libro como una guía por sí solo.

---

* Toda la información en este sitio es en inglés.

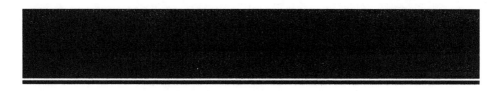

Cómo usar este libro

Su plan para una vida equilibrada tiene tres áreas principales:

Primera parte: «Los beneficios de una vida equilibrada» incluye una perspectiva breve de los beneficios de un estilo de vida equilibrado y algunos de los riesgos que su vida puede tener si no tiene ese equilibrio. Encontrará también una perspectiva de cómo usted personalizará su plan para satisfacer sus necesidades y las de su familia.

Segunda parte: «Su plan personalizado para una vida equilibrada» le hace actuar mientras diseña y activa su propio programa. Las quince preguntas que determinan su Índice de Vida Equilibrada (IVE) le ayudarán a tener una buena evaluación fundamental sobre dónde se encuentra usted en términos de nutrición, actividad física y bienestar. El IVE también sirve como una gran herramienta para rastrear su progreso. Utilizando su puntuación, usted podrá avanzar y establecer metas personales al mismo tiempo que planifica. Luego identificaremos los componentes claves de una nutrición, una actividad física y un bienestar equilibrado en su vida y le daremos estrategias prácticas para incorporar esos componentes en su plan diario. También hablamos de cómo utilizar las muchas herramientas de este libro, tales como el plan de alimentación de dos semanas o el programa de caminata de veinte semanas.

Este programa analizará sus puntos fuertes y débiles y desarrollará un plan para ayudarle a alcanzar el equilibrio en su vida.

Los apéndices: «Herramientas sencillas para equilibrar su vida» le darán técnicas y herramientas para llevar a cabo su plan. Encontrará deliciosas recetas fáciles de preparar, un plan de alimentación de dos semanas, y muchas herramientas más.

Al final del libro usted encontrará recursos y referencias adicionales recomendadas.

Comencemos

Un antiguo proverbio chino nos recuerda que la jornada más larga comienza con el primer paso. Si usted está leyendo este libro, es probable que usted desee comenzar a dar esos pasos que le ayuden a alcanzar un mayor equilibrio, gozo, significado y salud. *Su plan para una vida equilibrada* le puede ayudar a hacer eso.

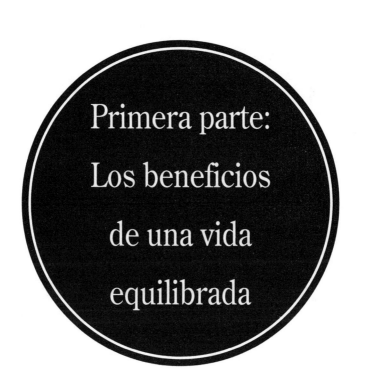

Primera parte:
Los beneficios
de una vida
equilibrada

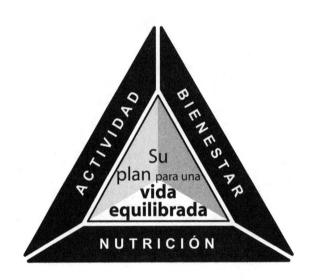

Los beneficios de una vida equilibrada

Recuerdo el día cuando Sharon se dejó caer en el asiento junto al mío en el laboratorio de investigación. Traía consigo el anuncio del periódico que buscaba participantes para una prueba de investigación nueva que estudiaría los resultados de un programa de doce semanas de nutrición basado en alimentos bajos en grasa, caminata y un grupo de apoyo diseñado para ayudar a las personas a perder peso mientras mantenían una masa muscular y un metabolismo escueto.

«Estoy cansada», me dijo. «Me siento física y emocionalmente cansada. Me siento cansada de sentirme descontrolada. Me siento cansada de tener sobrepeso y estoy totalmente cansada de estar cansada. Me gustaría tener más tiempo para mi familia y mis amigos, pero cuando no estoy trabajando, estoy demasiado cansada».

Sharon era una de las mejores enfermeras de nuestra unidad de cuidados coronarios, donde habíamos colaborado cuidando pacientes muy enfermos por casi una década.

«He intentado todas las dietas que existen», me dijo. «Desde la toronja hasta los alimentos sin carbohidratos; desde los alimentos bajos en grasa hasta los alimentos de alta proteína. Todo lo he intentado y he fracasado. No se puede pasar mucho tiempo en esa prisión de alimentos. Y aunque mi trabajo es muy activo y camino mucho, no puedo mantener el peso que quiero».

Sharon prosiguió a decirme que cuando estaba en la escuela de enfermería y poco después de graduarse, ella se sentía en control de las cosas, tenía un peso saludable y se encontraba en forma, deseosa de lograr sus metas. Pero tan pronto como comenzó su carrera de enfermería y se casó, perdió el equilibrio. Trabajaba muchas horas en empleos de mucha tensión, se encargaba de su nuevo hogar, recibía visitas y salía a comer afuera con su esposo tres o cuatro veces a la semana. Con cada embarazo, Sharon subió una cantidad razonable de peso, pero después de cada nacimiento ella sólo perdía una parte de ese peso. A los 40 años, ella tenía un sobrepeso de 35 libras. No era mucho, pero se encontraba entre un 20 y un 25% por encima del peso saludable, lo cual afectaba su energía y aumentaba los peligros para su salud.

«Estoy cansada de eso», dijo Sharon, «quiero volver a sentirme en control».

Sharon fue escogida al azar para participar en la prueba. Las medidas de su salud y acondicionamiento físico no nos sorprendieron. Ella tenía sobrepeso, una muy mala condición física y tenía mucha ansiedad. Su IMC era de 27,5 (lo que indica un peso que no era saludable); su grasa corporal era de 34%, su capacidad aeróbica estaba por debajo del promedio y estaba comiendo 2.570 calorías al día, demasiado para el tamaño de su cuerpo y su nivel de actividad, con 42% de calorías de grasa (lo máximo recomendado es de 30 a 35%). Las pruebas psicológicas indicaban que Sharon tenía mucha ansiedad, una depresión leve y le faltaba confianza en su habilidad física. Tenía números promedios en su calidad de vida percibida, lo cual concordaba con su propia percepción. Ella tenía sobrepeso, no se sentía en forma y estaba infeliz con su estilo de vida.

Pero ella sabía que su calidad de vida, su salud y su acondicionamiento físico se beneficiarían si ella pudiera recobrar el control y equilibrar muchos aspectos de su estilo de vida.

El equilibrio surge del poder sinérgico de una buena nutrición, actividad física y bienestar.

Miles de estudios han confirmado y ampliado nuestro conocimiento de los beneficios que cada persona puede obtener al lograr el equilibrio que surge del poder sinérgico de una buena nutrición, actividad física y bienestar. Observemos los beneficios que le esperaban a Sharon y que le esperan a usted cuando comience a encontrar el equilibrio en su vida.

Por qué nos sentimos bien cuando hay equilibrio

El cuerpo humano viviente es un organismo intrincado y extraordinario con muchos sistemas interdependientes. Cuando todos los sistemas del cuerpo funcionan de la forma en que fueron diseñados, disfrutamos de buena salud. Una verdadera buena salud, la salud que usted merece, le capacita para enfrentar los desafíos y los deleites de su vida con vigor y competencia.

Para funcionar bien y para mantener la salud, su cuerpo necesita:

▲ Nutrientes balanceados que apoyen los diferentes sistemas de su cuerpo, desde su corazón y los vasos sanguíneos, los pulmones, y los nervios hasta sus músculos y los huesos, el tracto intestinal, la glándula metabólica, etc.

▲ Una actividad física que mantenga esos sistemas acondicionados y en forma.

▲ Suficiente relajación y actividad que alivie la tensión y promueva una salud espiritual.

Así como deseamos el equilibrio en nuestras vidas, nuestros cuerpos están diseñados para responder o adaptarse de tal forma que sostengan un «estado de equilibrio», algo llamado *homeostasis*.

Los cambios positivos trabajan unidos

Todo lo que usted hace para mejorar su vida le ayudará, sea esto unos minutos al día para meditar, escoger una fruta para comer de postre, o caminar alrededor de la cuadra todas las noches. Pero lo que usted tal vez no se da cuenta es que esos pasos son parte de una sinergía, o sea que su efecto combinado es mayor que la suma del impacto de cada uno de esos pasos por separado.

Por ejemplo, comer más granos enteros, frutas y verduras y menos alimentos que tengan grasa saturada disminuirá el riesgo de contraer muchas enfermedades. Y si usted aumenta su nivel de actividad a un total de treinta minutos al día haciendo un ejercicio moderado o dinámico, disminuirá los factores de riesgo de muchas otras enfermedades. Pero si usted mejora sus hábitos alimenticios *y* aumenta sus niveles de actividad, los beneficios de ambos cambios serán mucho mayores.

Y si además de eso usted le añade control de tensión y otros componentes para el bienestar, usted puede llegar a un nivel mucho más alto de salud y felicidad.

De qué forma los cambios pequeños pueden tener un buen efecto en su vida

Tal vez piense que los pequeños cambios como caminatas diarias o tomar un desayuno saludable no hacen gran cosa; pero además de mejorar su salud diaria y sus niveles de energía, pueden ayudarle a vivir más. Un estudio presentado en la revista de la Asociación Médica Estadounidense, en el año 2004, analizó por más de diez años a casi 2.300 hombres y mujeres europeos de once países, con edades entre los 70 y 90 años.[1] Los resultados del estudio fueron impactantes:

Si desea empezar ahora

Si usted está decidido a empezar ahora, hágalo. A continuación tenemos las siguientes opciones:

- **Opción 1. Comience el Programa Equilibrado de Caminatas.** Lo único que necesita es un par de tenis y ropa cómoda. El Programa Equilibrado de Caminatas de la página 88 comienza con una caminata de diez minutos, tres días a la semana, en el momento en que pueda acomodarlo a su horario. Consejos para tener éxito: Registre sus sesiones de caminatas en su agenda (a la hora del almuerzo, después del trabajo, donde sea) de la misma forma en que pondría cualquier asunto importante. Una vez que comience a caminar, regrese a este capítulo y continúe realizando un plan completo de equilibrio, que incluye la formación de una alimentación óptima y estrategias de bienestar en su vida.

- **Opción 2. Suscríbase a un plan personal en el sitio StartMakingChoices.com.** Hágalo registrándose en nuestro sitio web, www.StartMakingChoices.com. Allí puede tomar una encuesta de evaluación en línea y el programa automáticamente generará un plan de alimentación equilibrado además de cualquier plan de actividad que usted seleccione. Pero comience solamente con un programa de caminatas, un plan de alimentación o ambos. Puede agregar otros programas tales como flexibilidad y entrenamiento de fuerza al ir progresando. Le diremos cómo en el capítulo 7.

START MAKING CHOICES.com

Opción 3. Inicie nuestro plan de equilibrio básico. En el capítulo 9 usted encontrará una plantilla de un plan básico que comienza con la nutrición utilizando un plan de alimentación de dos semanas y gradualmente añada el programa de caminatas, pasos para tener bienestar y otros planes de actividades. Pero para crear un plan individual y para optimizar sus posibilidades de triunfo, regrese aquí para seguir leyendo y trabajando en los capítulos de nutrición, actividad física y bienestar.

Aquellos que (1) tuvieron una alimentación enfatizada en frutas, verduras, granos enteros y aceite de oliva; (2) que se mantuvieron físicamente activos; (3) que nunca fumaron o dejaron de fumar al menos 15 años antes; y (4) tomaron alcohol de manera moderada tuvieron un cincuenta por ciento menos riesgo de muerte por causas de enfermedades y dolencias.

Otro estudio donde participaron estadounidenses saludables, de setenta a ochenta y dos años, encontró que el uso de energía activa estaba asociado de manera positiva y progresiva con un menor riesgo de muerte por causas de enfermedades y dolencias.[2] Los adultos más ancianos que practican estrategias de bienestar tales como mantenerse en comunicación con los demás y compartir sus talentos con la comunidad también pueden disfrutar de una longevidad mayor en promedio.

Los muchos beneficios de una vida equilibrada

Los beneficios de una vida equilibrada son demasiados como para enumerar, pero le presento los siguientes:

Reduce los riesgos de enfermedad. Las estrategias que encontrará en este libro pueden ayudarle a disminuir sus factores de riesgo con respecto a enfermedades del corazón, apoplejía, presión alta, diabetes, algunas clases de cáncer y otras enfermedades crónicas. Todos estos se relacionan directamente con los estilos de vida que se escogen. La mayoría de las principales enfermedades crónicas comparten muchos de los mismos factores de riesgo, que pueden ser causadas por malos hábitos alimenticios, falta de actividad, tener sobrepeso y no controlar bien la tensión de la vida.

Ayuda en las actividades diarias. El acondicionamiento funcional es la capacidad de llevar a cabo de manera cómoda todas las actividades de la vida diaria. Músculos fuertes y un buen equilibrio contribuyen a la movilidad; comer alimentos ricos en calcio, y participar en actividades de levantamiento de peso ayudan a desarrollar y mantener huesos saludables; una buena alimentación y mantenerse activo pueden mejorar la salud de sus articulaciones. ¡Y la lista continúa!

Controla la tensión. Algo tan sencillo como caminar alrededor de la cuadra, todas las mañanas, hace que sea más sencillo lidiar con los factores de tensión. La investigación sugiere que la actividad física en realidad protege las células de una reacción inflamatoria causada por «el sistema de tensión» de su cuerpo. Técnicas que aprovechan la conexión mente-cuerpo, tales como los métodos de relajación y la habilidad de controlar el enojo y la culpa, pueden ayudarle a manejar la tensión de manera positiva. Comer alimentos llenos de antioxidantes, tales como frutas y verduras puede ayudarle a protegerse de daños físicos a causa de la tensión.

Mejora el ánimo y lo mantiene alerta. La actividad regular le ayuda a prevenir la depresión y la ansiedad. Y cada vez hay más evidencia de que una nutrición equilibrada junto con actividad puede hacer que su mente se mantenga despierta en esos años de longevidad. La actividad, en particular, puede ayudarle a preservar funciones cognitivas y posiblemente prevenir o retrasar la enfermedad de Alzheimer, u otros tipos de demencia.[3]

Apoya un peso saludable. Un enfoque equilibrado de la vida le permite disfrutar de la comida mientras mantiene o llega a un peso saludable. Este libro le dirá cómo satisfacer su hambre con alimentos llenos de nutrientes y le guiará para que siga planes que le ayudarán a mantener y desarrollar una masa muscular sin grasa. Y le ayudaremos a encontrar estrategias de bienestar que lo gratifiquen y lo hagan sentirse bien, ¡sin la necesidad de comer!

La actividad regular le ayuda a prevenir la depresión y la ansiedad.

Lo hace verse mejor, también. Un estilo de vida saludable y un sentido de equilibrio pueden hacer que usted se sienta y se vea mejor. Los músculos bien acondicionados, un caminar dinámico y una chispa de entusiasmo en sus ojos siempre son aspectos atractivos a cualquier edad. Tomar mucha agua y comer una variedad de alimentos nutricionales le ayudará a mantener su piel fresca y saludable.

La decisión es suya

¡Estos son algunos de los grandes beneficios que lo están esperando! He tenido el privilegio de observar y ayudar a miles de personas a cambiar sus vidas para lograr el equilibrio y la salud. Usted también puede triunfar utilizando este libro y haciendo un plan que sea acorde a sus necesidades y realidades. Después de todo, estas no son estrategias nuevas; son estrategias que han tenido la validez del tiempo y de las historias exitosas como la de Sharon.

Después que ella se hizo su evaluación, Sharon analizó el programa de caminatas, de nutrición y las metas estructuradas que habían sido creadas para ella. Eso la emocionó. Al final de las 12 semanas, ella había sobrepasado sus objetivos. Había bajado 18 libras y su programa de caminatas le había ayudado a desarrollar una masa muscular sin grasa. Su grasa corporal había bajado a 25% y su capacidad aeróbica había aumentado un 20%. Su consumo de grasa había disminuido a un 28% del total de energía consumida, lo cual se encuentra en el área recomendada.

Pero para Sharon lo más importante era que ya no se sentía cansada. «Tengo una energía y una confianza en mí que nunca había tenido en mi vida», decía felizmente. Seis meses después, Sharon había logrado su objetivo de tener un peso saludable con respecto a su tamaño y siguió caminando. «Ya no puedo vivir sin caminatas», me dijo. Al obtener un equilibrio de actividad y nutrición en su vida, Sharon estaba aprovechando una fuente de energía que le había ayudado a equilibrar otras áreas de su vida.

Usted también puede hacerlo.

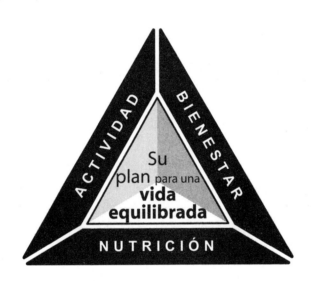

Saliéndose de la ruta
y regresando a ella

Judith y Richard no se habían conocido antes. Pero ambos estaban navegando alegremente en el mismo barco, preguntándose si tenían suficiente gasolina para llegar a su destino, y aunque ellos no lo sabían, su barco tenía una gran cantidad de hoyos y el agua estaba entrando al barco.

Ambos se encontraban en el Centro de Evaluación de la Salud Rippe haciéndose una evaluación total de su salud, y ambos tenían una perspectiva similar acerca del estado de su salud: básicamente aceptable pero necesitando algunos ajustes. Judith, empezando sus cuarentas, era una directora ejecutiva de recursos humanos exitosa en una gran compañía y madre de dos adolescentes. Aunque ella pensaba que era demasiado sedentaria y que probablemente tenía muchas libras de más, ella se sentía bien y con energía.

En el caso de Richard, ser una parte vital de una compañía que se encuentra en la lista de Fortune 500 absorbía su enfoque y energía. A él le gustaba mucho su trabajo y pasaba muchas horas en su escritorio, en reuniones y en aviones «cumpliendo con lo que tenía que hacer». Desde su punto de vista eso ocupaba todo su tiempo. Richard no tenía idea de lo riesgoso que era tener ese estilo de vida tan desequilibrado.

Judith tampoco comprendía el riesgo que sufría. Gracias a su inactividad, Judith aumentaba una o dos libras cada año. Ella intentaba comer «de manera sensata» pero no se fijaba en el equilibrio nutricional. Para su sorpresa, ella se dio cuenta que el azúcar en su sangre era alto, poniéndola en riesgo de diabetes. Una lectura de la presión de la sangre de 140/88 la puso al borde de la primera etapa de alta presión sanguínea. Su acondicionamiento cardiovascular, medido por una prueba en la caminadora, estaba por debajo del promedio, el colesterol y los triglicéridos se encontraban altos, ambos eran factores de riesgo de una enfermedad cardiaca. Una tomografía computerizada mostró una pequeña calcificación en dos de las tres arterias coronarias, indicadores iniciales de una enfermedad del corazón.

Judith estuvo totalmente de acuerdo que era necesario hacer un cambio.

Con Richard tuve más dificultad para convencerlo que tenía que dar pasos para controlar y equilibrar su estilo de vida. La costumbre de Richard era comer lo que quisiera cuando tuviera tiempo de hacerlo, excepto en los almuerzos de negocio planificados. Muchos de esos almuerzos eran grandes y sucedían en restaurantes lujosos. La actividad máxima que él hacía era caminar en los pasillos de los aeropuertos, donde generalmente tomaba los carritos de transporte cada vez que era posible. Richard creía que lograr tratos era lo que más placer le daba. Los resultados de su evaluación mostraban claramente los riesgos que estaba teniendo. Con más de cien libras por encima del peso saludable, Richard se encontraba en la etapa inicial de diabetes y de presión alta. Pruebas en sus arterias coronarias revelaron una gran reducción de las mismas causada por los depósitos grasosos de una enfermedad del corazón coronaria. Tuve que decirle a Richard que si no hacía cambios inmediatos, la probabilidad de seguir haciendo negocios o quizás de seguir con vida en el futuro se estaba reduciendo constantemente.

Sólo se necesita un esfuerzo constante y modesto para volver a tener equilibrio y salud.

La buena noticia para ambos, Richard y Judith, y para usted es que sólo se necesita un esfuerzo constante y modesto para volver a tener equilibrio y salud.

Estar un poquito desequilibrado
puede ser igual a tener un gran problema

Al igual que Judith o Richard, la mayoría de nosotros caemos lentamente en el desequilibrio y en los problemas. Ninguno de nosotros toma una decisión consciente de comenzar a dar esos pequeños pasos que con el tiempo arriesgan nuestra salud. «Sucede» sin querer mientras estamos ocupados con el trabajo, la familia y otros intereses. Como resultado muchos de nosotros fomentamos conductas riesgosas y puede que hayamos desarrollado factores de riesgo de enfermedades crónicas.

Estadísticas alarmantes son fáciles de encontrar:

▲ El estilo de vida contribuye con al menos siete de las diez causas principales de muerte en Estados Unidos: enfermedad del corazón, cáncer, apoplejía, enfermedad respiratoria crónica, accidentes, diabetes y enfermedad de Alzheimer.[1]

▲ Aproximadamente tres cuartas partes de los estadounidenses no participan en suficiente actividad física para mejorar su salud y dos de cada cinco no hacen ningún ejercicio.[2]

▲ Solamente una tercera parte de los estadounidenses adultos comen dos o más porciones de fruta al día y aun menos adultos comen tres o más porciones de verduras, las recomendaciones mínimas de una buena nutrición.[3]

▲ Aproximadamente dos terceras partes de estadounidenses adultos tienen sobrepeso u obesidad: 70,5% son hombres y 61,6% son mujeres.[4]

▲ Más de la mitad de las personas nos preocupamos por la presión que tenemos todos los días, y el trabajo afecta significativamente los niveles de tensión en el 62% de los estadounidenses.[5]

Somos demasiados sedentarios, no comemos bien, estamos tensos y todo esto exprime nuestra energía y nos enferma. Usted probablemente sabe lo que hacemos mal en nuestra alimentación: comemos muy pocas frutas, verduras y granos enteros; no obtenemos suficiente calcio; y comemos demasiadas grasas saturadas, alimentos ricos en colesterol ¡y más calorías de las que necesitamos!

Ser sedentarios contribuye a la fatiga y a subir de peso, lo que a su vez puede achicar y debilitar los músculos, aumenta el riesgo de problemas cardiacos y otras enfermedades, aumenta la ansiedad y la tensión, y hasta debilita su sistema inmunológico.

Sin suficiente tiempo para relajarse o divertirse, la tensión puede causar fatiga, falta de energía, irritabilidad, enojo, o falta de sueño; contribuye a la presión alta, problemas cardiacos y depresión; debilita el sistema inmunológico; y causa una gran cantidad de problemas más.

Una vida equilibrada se ve cada vez mejor ¿no es cierto? Todas estas cosas se van acumulando poco a poco y se necesita un esfuerzo muy bien planeado para lograr cambios. En los capítulos siguientes, le ayudaremos a enfrentar todos estos asuntos y a crear un plan sostenible que le ayude a ser más feliz y más saludable y que lo mantenga de esa forma el resto de su vida.

Volviendo a obtener el equilibrio

Algunos de nosotros nos hemos rendido intentando mantener un estilo de vida saludable. Nos decimos a nosotros mismos: *Ni modo.*

Pero cada factor de riesgo, cada peligro potencial mencionado en este capítulo puede dar un giro radical tomando las decisiones correctas con respecto a la nutrición, la actividad y el bienestar. Judith y Richard, con ayuda de nuestros profesionales de cuidado de la clínica identificaron y tomaron las decisiones correctas para ellos.

Judith se dio cuenta que ella tenía mayor dificultad con la comida que elegía «sin pensar». Se reunió con uno de nuestros nutricionistas para crear un plan alimenticio que fuera acorde a sus necesidades y a su horario; y continuó reuniéndose con él cada vez que necesitaba apoyo adicional y oportunidades para afinar sus objetivos y estrategias de nutrición. Comenzó un programa de caminatas permanente; un calendario de entrenamiento sencillo equilibró su necesidad de comenzar lentamente junto con un deseo de ver algún beneficio en poco tiempo. Un año después, cuando Judith vino a hacerse su evaluación anual, tuve que felicitarla.

Ella se veía diez años más joven y había logrado sus metas de salud. Gracias a la pérdida de casi treinta libras de peso, su presión sanguínea había disminuido. El azúcar de la sangre había bajado a su rango normal así como su colesterol y sus triglicéridos. Judith se sentía muy entusiasmada con la mejoría en su salud y su energía. Con mucho placer me dijo que sus vestidos eran de tres tallas menos y que se veía muy bien para la próxima boda de su hija.

Cada peligro potencial puede dar un giro radical tomando las decisiones correctas con respecto a la nutrición, la actividad y el bienestar.

Con Richard, utilizamos un enfoque diferente. Aunque él estaba finalmente convencido que por el bien de su salud necesitaba hacer cambios inmediatos, Richard no tenía mucho optimismo de poder realizarlos debido a que los negocios consumían toda su concentración y su tiempo. Por esa razón, hicimos una «justificación de negocios» para que realizara el cambio y le ayudamos a establecer un «plan de negocios» que combinara sus objetivos estratégicos de tener una salud equilibrada con el mantenimiento de su pasión por su trabajo.

Un año después, cuando vi a Richard, él había logrado bajar el peso que deseaba y duplicó su acondicionamiento cardiovascular. Su presión alta y su diabetes habían desaparecido y sus niveles de colesterol habían mejorado de manera drástica. Cinco años después, Richard había hecho que su plan para tener una vida equilibrada fuera parte de su manera de hacer negocios y ha mantenido sus logros en cuanto a su salud.

Ambos, Richard y Judith, volvieron a recuperar el equilibrio en sus vidas. ¿Cómo lo hicieron? Evaluaron donde se encontraban, hicieron un plan específico personal para lograr sus objetivos y lo llevaron a cabo.

Con la ayuda de este libro usted también puede hacerlo.

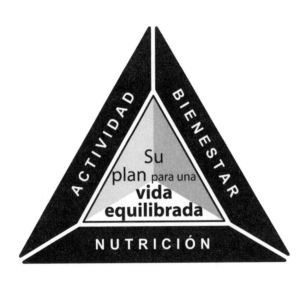

¿Listo para triunfar?
Prepárese para el cambio

Quizás sea bueno si anota algunas razones por las que usted quiere cambiar. Algunas de sus razones y expectativas pueden ser similares a estas:

▲ *Me gustaría encontrar una forma permanente de vivir que sea saludable.*

▲ *Con frecuencia como por conveniencia más que por mantener un peso saludable.*

▲ *Necesito dejar de poner mis necesidades a un lado.*

▲ *Me gustaría una rutina de actividad física que se ajuste a mi vida.*

▲ *Necesito un plan que funcione para todos en la familia de tal forma que no tenga que hacer una cosa para mí y otra cosa para ellos.*

▲ *Quiero controlar la condición de mi salud y disminuir los riesgos de otros problemas.*

En un réclame de una vieja aerolínea, un pasajero disgustado se queja de que se encuentra en Des Moines pero su equipaje está en Dubuque. Si usted inicia un plan sin tener un destino, puede que no llegue a ningún lado. Así que dedique un tiempo para planear. Mire ese plan como si estuviera planeando un viaje que ha deseado hacer por mucho tiempo o un proyecto anhelado de ampliación de vivienda. Después de todo, estamos hablando de *su vida*.

Antes que siga leyendo, tome unos momentos para escribir sus principales razones u objetivos de buscar un mayor equilibrio en su vida. ¿Qué es lo que usted quiere extraer de este libro?

1. _____

_____

2. _____

_____

3. _____

_____

4. _____

_____

5. _____

Si ha escrito más de tres razones u objetivos, coloque una estrella al lado de las tres más importantes para usted.

Dése el permiso de triunfar

Todos conocemos de manera intuitiva que nuestra mente puede ser un aliado poderoso o un impedimento para lograr nuestros objetivos. Tener la perspectiva correcta puede ayudarle a lograr esa clase de equilibrio, felicidad y significado que busca. De igual manera, si usted se lanza ciegamente a actuar, mentalmente puede crear barreras que lo lleven al fracaso.

¿Cómo puede usted desarrollar una fundación para tener éxito?

Las cinco etapas del cambio

El cambio, aunque sea uno pequeño, es difícil. Pero he visto miles de personas realizar cambios positivos poderosos en sus vidas. Lo que les ayudó a triunfar fue comprender cómo sucede el cambio: reconocieron que el cambio es un proceso continuo que ocurre en etapas.[1]

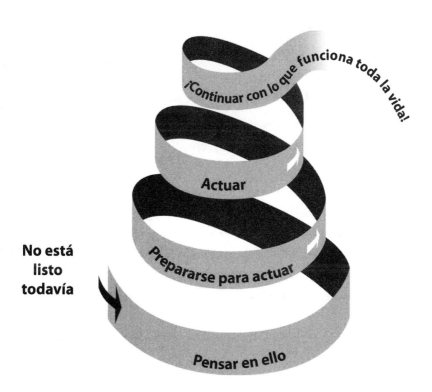

¡Continuar con lo que funciona toda la vida!

Actuar

No está listo todavía

Prepararse para actuar

Pensar en ello

17

Etapa 1. No está listo. Usted todavía no está listo para pensar en el cambio; ese concepto quizás hasta le molesta.

Etapa 2. Pensar en ello. Usted ha identificado un cambio que desea realizar. Comienza a pensar cómo podría hacerlo y hacerlo se ve más atractivo que no hacerlo.

Hacer cambios pequeños y periódicos a lo largo de muchas semanas, meses y años es la forma de establecer nuevos patrones que se adhieren a su vida.

Etapa 3. Prepararse para actuar. Usted comienza a hacer planes concretos de cómo realizar ese cambio.

Etapa 4. Actuar. Usted comienza a poner su plan en marcha, y puede que solicite apoyo. Usted sigue practicando.

Etapa 5. Continuar. Por medio de la práctica, el cambio se ha convertido en un hábito. Dependiendo de la naturaleza del cambio y de sus realidades personales, hacer que el cambio se convierta en un hábito establecido puede durar semanas o meses. Y necesita tener una estrategia para volver a comenzar si recae en los viejos hábitos.

¡Usted compró este libro, y eso significa que ya pasó la primera etapa!

Pasos lentos y constantes ganan la carrera

Probablemente usted ha escuchado la historia de la liebre y la tortuga: La liebre sale disparada al comenzar la carrera, corriendo tan rápido como puede y burlándose de la lenta tortuga. La tortuga no le hace caso y sigue moviéndose, paso a paso. Mientras tanto, la liebre decide tomarse una siesta. La tortuga sigue su paso hasta que alcanza a la tonta liebre, que sigue dormida, y luego llega a la meta ganando la carrera.

¡Muchas personas intentan lograr el equilibrio en sus vidas de una forma muy desequilibrada! Deciden realizar grandes cambios en su vida y no reconocen que los cambios pequeños y periódicos a lo largo de muchas semanas, meses y años es la forma de establecer nuevos patrones que se adhieren a su vida. Recuerden a la tortuga victoriosa y acepten el mérito por realizar cambios lentos y constantes hacia su meta.

Acepte que usted es una persona digna de un cambio

Con frecuencia me pregunto por qué tantas personas sabemos lo que debemos hacer para mejorar nuestras vidas, pero no lo hacemos. Decimos que estamos ocupados, que lo haremos otro día, que otras personas necesitan más nuestra atención.

¿Qué es lo que nos detiene? Creo que sentimos que no somos dignos de hacer ese esfuerzo. Si sentimos que somos indignos, eso produce que nos rindamos casi antes de empezar.

Si usted se siente así, necesito decirle algo específicamente a usted. Si usted está vivo y respira en este planeta, usted es digno de lo mejor que la vida le puede ofrecer. Sus sueños y objetivos son tan valiosos e importantes como los de cualquier otra persona, ni más, ni menos. Es hora de que usted acepte su valor. El cambio es posible y usted tiene un gran poder para lograrlo. El primer paso es aceptar como derecho inalienable el hecho que usted vale la pena el esfuerzo.

Si desea tener el mejor beneficio, entonces debe confiar que la familia y los amigos le ofrecerán apoyo si comparte sus objetivos.

Los tres factores del éxito

Existen tres cosas que usted necesitará para controlar su vida: Confianza, valor y constancia.

Confianza

Lograr un equilibrio requiere confianza. Confianza en usted mismo y confianza en los demás. Usted debe confiar en sentirse capaz de ver lo que necesita hacer y dar los pasos para lograrlo. Afortunadamente, cada paso, por pequeño que sea, que usted complete, refuerza su convicción de que puede triunfar y eso lo alienta.

Pero lograr el equilibrio no es un esfuerzo solitario. Si desea tener el mejor beneficio, entonces debe confiar que la familia y los amigos le ofrecerán apoyo si comparte sus objetivos. En mi profesión, he encontrado muchas mujeres que no querían realizar caminatas diarias de veinte o treinta minutos porque pensaban que no pasar ese tiempo con la familia sería algo egoísta. Cuando compartieron sus objetivos y expectativas con sus cónyuges y sus familias, en la mayoría de los casos no sólo recibieron el apoyo de sus seres queridos, sino que en muchos casos también querían caminar con ellas.

De vez en cuando, algunas personas cercanas a usted puede que tengan problemas personales que no puedan vencer. Si eso sucede, confíe en usted mismo y calladamente busque el apoyo de otros amigos.

Valor

Se necesita valor para examinar su vida y evaluar esas áreas que usted quiere cambiar. Si usted ha sido sedentario, se necesita valor para comenzar a hacer ejercicios con regularidad. Si usted ha subido veinte o treinta libras, se necesita valor para decirse a sí mismo, y a los demás, que usted va a bajar ese peso extra.

Así funciona

Para utilizar este programa, esto es lo que tiene que hacer:

- **Evalúe dónde está en este momento.** Precise con exactitud su condición actual para que pueda identificar sus objetivos, las estrategias correctas y las actividades que le ayuden a alcanzar sus metas. La encuesta del Índice de Vida Equilibrada (IVE) en el siguiente capítulo le ayudará a evaluar el balance actual en su vida con respecto a la nutrición, la actividad física y el bienestar. Si su familia (u otro pariente) le está ayudando a crear un plan, también debe hacer la encuesta IVE.
- **Coloque y déle prioridad a los objetivos más importantes.** Utilizando los resultados del IVE y cualquier otra herramienta (tal como los planes de ejercicio y alimentación) que escoja en capítulos posteriores, podrá identificar sus objetivos y al menos tres metas principales en las áreas de nutrición, actividad física y bienestar. Luego enumere la prioridad de esas metas para así ayudar a desarrollar su plan específico.
- **Identifique sus necesidades de equilibrio.** Los capítulos de nutrición, actividad física y bienestar están llenos

de hechos reales, estrategias, técnicas y consejos. Usted regresará a estos capítulos con frecuencia para refrescar sus ideas y escoger pasos adicionales. Al ir leyendo cada capítulo, piense en los objetivos que ha identificado y marque las cosas que tratan con esos objetivos. Piense en esta lectura como si fuera un viaje de compras creativo. ¡El cielo es el límite!

- **Crear y actuar.** Es tiempo de actuar. Usted identificará sus metas y estrategias específicas. También identificará las herramientas que debe usar, tales como el programa de caminatas o el plan de alimentación de dos semanas. El calendario de su programa le permitirá ver exactamente lo que usted quiera hacer y cuándo debe hacerlo. También le mostraremos cómo utilizar los programas en StartMakingChoices.com.

- **Manteniendo el progreso: Reevaluación, recompensa y renovación.** El secreto más grande para poder implementar exitosamente su plan es... ¡siga haciéndolo sin importar nada! El éxito con frecuencia se determina por pura obstinación. Este plan le dará una retroalimentación tangible y le ayudará a continuar... ¡sin importa nada!

Un hombre a quien llamaré Mike tenía muchas ganas de ponerse en forma; se sentía cansado y regordete. Él tenía un calendario de entrenamiento de un programa de caminatas muy parecido al Programa Equilibrado de Caminatas que encontrará más adelante en este libro. Comenzó con una caminata de diez minutos pero se sentía avergonzado de admitir públicamente que necesitaba hacer ejercicio. El hecho de pensar que los vecinos lo vieran sudando y jadeando en ropa deportiva lo estremecía.

Pero él había decidido comenzar. Cuando el día llegó, abrió su puerta y dio sus primeros pasos. Era la medianoche y todo estaba oscuro. Durante las primeras ocho semanas de su programa, caminaba en las noches. Pero no dejó de hacerlo. En la novena semana, se sentía más atlético, con más energía y más orgulloso. Decidió entonces hacer sus caminatas en el día. Debe entender que para lograr sus metas necesitará valor, pero lo puede hacer.

Constancia

El cambio ocurre más fácil y efectivamente cuando se practican las estrategias que ha escogido de manera constante. Por eso es importante escoger los cambios que combinen con sus hábitos y prácticas diarias actuales. Muchas personas comienzan de manera entusiasta y llenas de buenas intenciones pero pronto se rinden. Hay dos factores que pueden contribuir a este fracaso: hacer demasiadas cosas demasiado rápido, y no recompensarse lo suficiente. Cuando usted realiza cambios pequeños, es difícil ver su progreso. Es como la percepción que un padre tiene de su hijo que está creciendo. Debido a que veo a mis hijas diariamente, puede que no note el cambio que han tenido en un periodo de dos meses hasta que uno de los abuelos llega y lo menciona.

Dando los siguientes pasos

Al ir considerando las metas y los cambios específicos que se requieren para lograr un mejor equilibrio en su vida, regrese a este capítulo las veces que lo necesite para recordar que sus actitudes y su marco de referencia mental pueden convertirse en una gran fortaleza. Si usted comprende que el cambio es un proceso, que los pasos lentos y constantes ganan la carrera, que usted es digno de disfrutar del equilibrio y que usted puede establecer la confianza, el valor y la constancia necesaria para el cambio, usted habrá hecho que su mente se convierta en un aliado poderoso.

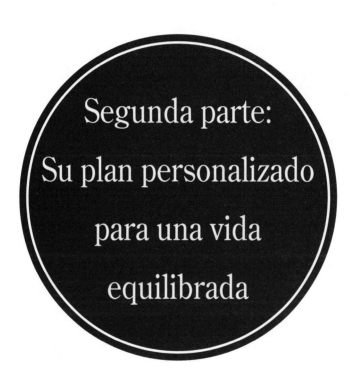

Segunda parte:
Su plan personalizado
para una vida
equilibrada

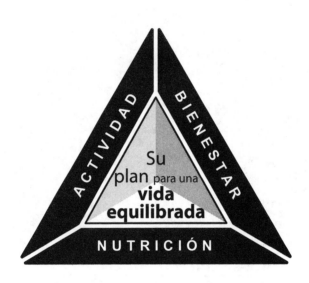

Evalúe su condición con el Índice de Vida Equilibrada

Es tiempo de determinar cuál es su Índice de Vida Equilibrada para poder tener un estimado claro de cuál es su condición actual. El IVE será un buen lugar para comenzar y así comprender cuáles son sus puntos fuertes y débiles con respecto a la nutrición, la actividad y el bienestar. No es una prueba, sino una forma genial de ver si su vida está equilibrada y de dar el primer paso para lograr un mayor equilibrio en su vida.

El IVE también le ayudará a monitorear su progreso de manera constante (nosotros le recomendamos que lo haga cada semana). Usted puede utilizar la versión impresa o hacer la evaluación en el sitio StartMakingChoices.com. En tanto que usted comienza a realizar cambios en su vida y a actualizar su diario personal en línea, la versión de la Internet automáticamente actualiza la puntuación IVE por usted. Si usted va a hacer la versión impresa, puede sacar copias de la forma IVE que aparece en las páginas 27-30, de tal forma que pueda actualizar el IVE y monitorear su progreso en las siguientes semanas y meses.

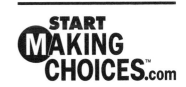

El génesis de las preguntas del IVE

Las preguntas de nutrición en el IVE se derivan de patrones de alimentación recomendados en las Directrices Alimenticias para los Estadounidenses del año 2005. Esas directrices se actualizan cada cinco años por recomendación de un panel de expertos que evalúa cientos de estudios de investigación. Estas recomendaciones forman la base de MiPirámide, la guía alimenticia que nuestro plan de nutrición incorpora.

Las preguntas sobre actividad física se basan en recomendaciones dadas por el Centro de Control de Enfermedades y Prevención y por el Colegio Estadounidense de Medicina Deportiva. A su vez hemos extraído información de cuestionarios certificados que han sido utilizados internacionalmente para evaluar los niveles de actividad relacionados con la salud.

El cuestionario sobre bienestar se deriva de un análisis extenso de la investigación sobre varios conceptos del bienestar conducido por mi equipo del Instituto de Estilos de Vida Rippe. Esta información se basa en conceptos que mi personal clínico y de investigación ha usado con miles de pacientes en sus evaluaciones anuales de salud o como parte de varios estudios de investigación que hemos realizado.

La Encuesta de la Vida Equilibrada

Para completar esta encuesta, todo lo que necesita es una silla cómoda, un lápiz o lapicero (o una computadora), y cinco minutos. Responda a las preguntas encerrando sus respuestas en un círculo. (Si desea responder la encuesta en línea, haga clic en Encuesta de la Vida Equilibrada en StartMakingChoices. com.)

NUTRICIÓN

Pregunta	Respuestas	Puntuación
1. ¿Aproximadamente cuántas tazas de fruta comió hoy o en un día promedio esta semana? Ejemplos de una taza:* • 1 taza de fruta fresca o enlatada • 1 taza de jugo de fruta (100%) • 1/2 taza de fruta seca	a) 1/4 a 1/2 taza b) 1 a 1 1/2 tazas c) 2 a 2 1/2 tazas d) 3 a 3 1/2 tazas e) No sé o menos de 1/4 taza	20 30 70 70 10
2. ¿Aproximadamente cuántas tazas de verduras comió hoy o en un día promedio esta semana? Ejemplos de una taza:* • 1 taza de verduras crudas o cocidas • 1 taza de jugo de verduras • 2 tazas de hojas de verduras crudas	a) 1/4 a 1/2 taza b) 1 a 1 1/2 tazas c) 2 a 2 1/2 tazas d) 3 a 3 1/2 tazas e) No sé o menos de 1/4 taza	20 30 70 70 10
3. ¿Aproximadamente cuántas tazas de leche, o alimentos lácteos como el yogur o el queso, comió usted hoy o en un día promedio esta semana? Ejemplos de una taza:* • 1 taza de leche o yogur • 1 1/2 onzas de queso natural • 2 onzas de queso procesado	a) 1/2 taza b) 1 taza c) 2 tazas d) 3 tazas e) No sé o menos de 1/2 taza	20 30 50 70 10
4. ¿En promedio diario, aproximadamente cuántas onzas de sus alimentos en grano son grano entero? Ejemplos de una onza:* • 1 tajada de pan 100% integral • 1/2 taza de avena cocida, arroz integral, o pasta integral • 1 taza de cereal integral, lista para servir en el desayuno • 1 tortilla integral de 15 centímetros de diámetro. • 3 tazas de palomitas de maíz	a) 1/2 a 1 onza b) 2 onzas c) 3 onzas d) 4 a 5 onzas e) No sé o menos de 1/2 onza	20 30 70 70 10

Pregunta	Respuestas	Puntuación
5. ¿Aproximadamente qué cantidad de su alimentación diaria son dulces, bebidas azucaradas, postres, bocadillos salados, bebidas alcohólicas o comida grasosa?	a) 2 ó menos al día b) 3 al día c) 4 al día d) 5 al día e) No sé	70 50 30 10 10

Puntuación de nutrición *(Sume las preguntas 1 al 5 en esta sección)* _____

*Ver la página 161 para obtener ejemplos adicionales

ACTIVIDAD

Pregunta	Respuestas	Puntuación
1. En un día normal, ¿cuánta actividad incidental acumula? Por ejemplo: usted llevó a caminar a su perro por 10 minutos, caminó a la hora del almuerzo por 10 minutos y limpió la casa por 10 minutos: Entonces usted acumuló 30 minutos. Otros ejemplos son la actividad física en el trabajo, caminar al salir del auto o al regresar, subir las escaleras, jugar con los niños, caminar mientras hace compras, trabajar en el jardín, o cortar el césped.	a) Menos de 10 minutos b) De 10 a 19 minutos c) De 20 a 29 minutos d) De 30 a 44 minutos e) 45 minutos o más	10 20 30 50 70
2. ¿En los últimos siete días cuántas veces realizó actividades físicas planeadas como caminar, trotar o nadar?	a) Ninguna vez b) 1 día c) 2 días d) 3 días e) 4 días o más	10 20 30 50 70
3. ¿En los últimos siete días cuántas veces realizó entrenamiento de fuerza tal como levantar pesas, hacer calistenia, o practicar Pilates?	a) Ninguna vez b) 1 día c) 2 días d) 3 días e) 4 días	10 20 30 50 70

Pregunta	Respuestas	Puntuación
4. En los últimos siete días cuántas veces hizo ejercicios de flexibilidad tal como programas de estiramiento, clases de yoga o tai chi?	a) Ninguna vez b) Sólo estiraba como parte del calentamiento o enfriamiento de otra actividad tal como un programa de caminatas c) 1 ó 2 días d) 3 días e) 4 días o más	10 20 30 50 70

Actividad incidental es cualquier actividad además de una actividad física planeada durante el día, donde uno se ha estado moviendo a un paso moderado.

Pregunta	Respuestas	Puntuación
5. ¿Cuánto tiempo durante un día promedio ve la televisión, usa la computadora para recrearse, conversa por teléfono o un envía textos por medio del celular, juega videojuegos, o se mantiene sentado u ocioso?	a) Menos de una hora b) 1 hora c) 2 horas d) 3 horas e) 4 horas o más	70 50 30 20 10

Puntuación de actividad *(Sume las respuestas 1 a la 5 en esta sección)* _____

BIENESTAR

Pregunta	Respuestas	Puntuación
1. En general, ¿qué tan satisfecho se siente con la cantidad y la calidad de tiempo que tiene para usted mismo?	a) Muy satisfecho b) Satisfecho c) Ni satisfecho ni insatisfecho d) Insatisfecho e) Muy insatisfecho	60 50 30 20 10

Pregunta	Respuestas	Puntuación
2. En general, ¿qué tan satisfecho se siente con el tiempo que usted le dedica a su familia y/o a los amigos haciendo cosas como conversar, comer juntos, disfrutar del tiempo libre en la casa, o disfrutar eventos fuera de la casa?	a) Muy satisfecho b) Satisfecho c) Ni satisfecho ni insatisfecho d) Insatisfecho e) Muy insatisfecho	60 50 30 20 10
3. ¿Cuánto cree usted que la tensión afecta su habilidad de mantener un estilo de vida saludable?	a) Muy poco b) Algo c) Una cantidad moderada d) Bastante e) Una cantidad exagerada	60 50 30 20 10
4. ¿Cuál es el estado actual de su peso?	a) Mantengo un peso saludable. b) Tengo sobrepeso pero estoy bajando, o peso menos de lo debido y estoy subiendo. c) Tengo sobrepeso o no tengo peso suficiente y estoy manteniéndolo. d) Tengo sobrepeso y sigo aumentando, o peso menos de lo debido y sigo bajando. e) No lo sé	60 50 30 20 10
5. ¿Cuál es el estado actual de su uso del cigarrillo o el tabaco?	a) No fumo y lo dejé de hacer hace más de un año. b) Dejé de fumar desde hace seis meses o más. c) Estoy tratando de dejarlo. d) Estoy planeando dejarlo en los próximos seis meses. e) Fumo y no tengo intenciones de dejarlo.	60 50 30 20 10

Puntuación de bienestar (*Sume las respuestas 1 a la 5 en esta sección*) _____

PUNTUACIÓN TOTAL DEL IVE
(*Sume las puntuaciones de nutrición, actividad física y bienestar*) _____

Cómo obtener la puntuación de la Encuesta de Vida Equilibrada

Cuando termine de responder las preguntas en el IVE, sume los puntos de cada sección y del total del IVE, luego escríbalas aquí:

Puntuación de nutrición del IVE: _____

Puntuación de actividad del IVE: _____

Puntuación de bienestar del IVE: _____

Puntuación total del IVE: _____

Total de las 15 preguntas

Nutrición: 350 puntos *(5 preguntas)*

Actividad: 350 puntos *(5 preguntas)*

Bienestar: 300 puntos; 180 puntos por bienestar *(3 preguntas)*, 120 puntos por control de peso y tabaco *(2 preguntas)*

Total posible: 1.000 puntos.

Para determinar lo que significa su puntuación actual del IVE, mire la siguiente gráfica:

Puntuación total	Puntuación de nutrición o actividad	Puntuación de bienestar	Categoría descriptiva
900-1000	315-350	270-300	Espléndido equilibrio
800-899	280-314	240-269	Excelente equilibrio
700-799	245-279	210-239	Buen equilibrio
600-699	210-244	180-209	Progresando
500-599	175-209	150-179	Esforzándose
499 ó menos	174 ó menos	149 ó menos	Prepárese para los beneficios del equilibrio

También puede ver dónde se encuentra en cada sección del IVE (nutrición, actividad o bienestar)

A sus marcas, listos...

En el capítulo 3, le pedí que escribiera cinco razones o metas por las cuales quiere comenzar *Su plan para una vida equilibrada* y que enfatizara las tres más importantes. En el próximo capítulo seremos más específicos en la forma de establecer las metas y consideraremos cómo sus metas preliminares corresponden a los resultados de su IVE. ¿En cuál área necesita trabajar más? ¿Sobresale alguna de esas áreas específicas? ¿Corresponde la puntuación del IVE a sus expectativas, o se encontró con alguna sorpresa?

Mantenga estas ideas a la mano mientras lee el próximo capítulo.

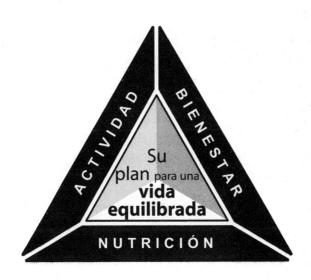

¿A dónde quisiera llegar? Establecimiento de metas

¡Si no sabe a dónde va, podría terminar en cualquier parte!

Proverbio antiguo

«¿Cuál es mi próximo desafío? ¡Estoy listo!» Así es como Linda enfrenta todas las cosas, incluyendo su evaluación anual de salud. «La vida es una aventura», dice frecuentemente, «y planeo aprovechar cada minuto de ella. Entonces ¿a dónde necesito ir?» Su búsqueda de un mejor equilibrio en la vida también es una aventura. Y la mejor parte es que usted puede escoger exactamente a dónde desea llegar y cómo llegar allí. Usted tendrá metas claramente definidas que le guíen en la dirección correcta y seleccionará cuidadosamente estrategias y pasos que le lleven a su destino. Usted tendrá metas que se enfocan en sus necesidades y estrategias, y pasos que funcionarán dentro de las realidades de su vida.

¿Por qué establecer metas y un plan?

La planificación puede parecer tediosa cuando uno está emocionado y listo para comenzar a actuar. Entonces ¿por qué apartar tiempo para evaluar sus necesidades y hacer planes específicos?

Gracias a mi trabajo con miles de personas para cambiar sus prácticas personales, he descubierto que las personas se tropiezan con los asuntos pequeños. Es muy fácil identificar los cambios cósmicos que uno desea, tales como «comer mejor», «tener más tiempo para la familia» o «comenzar una actividad planificada regular» pero al menos que usted divida esas metas generales amplias en metas más específicas y las implemente como estrategias específicas, nunca avanzará más que sólo soñar con actuar.

Ahora es el momento de utilizar la imaginación y la creatividad, las posibilidades de estrategias que pueden funcionarle a usted son interminables. En el capítulo anterior, el Índice de Vida Equilibrada le ayudó a evaluar sus puntos fuertes y débiles e

Amplíe su plan con herramientas interactivas en línea en StartMakingChoices.com

StartMakingChoices.com es un programa gratuito en línea que le ayuda a incorporar la actividad física, el alimento nutritivo y el tiempo personal dentro de su estilo de vida ocupado. Es fácil inscribirse y comenzar a utilizarlo, y le puede ayudar a hacer que su programa de equilibrio llegue a un nivel más alto. El programa le ofrece un plan de acción personalizado con las siguientes herramientas para ayudarlo a lograr el equilibrio:

1. Un plan semanal de alimentación que usted puede personalizar con:
   - Bocadillos rápidos
   - Cenas convenientes
   - Comidas caseras fáciles de hacer
   - Ofertas de restaurantes
   - Un diario para monitorear su nutrición y sus calorías

2. Un plan de actividad personalizado
   - Actividades diarias y semanales. Por ejemplo, comience con una caminata;

identificar hasta cinco metas generales de su plan. Ahora que lo ha hecho, el establecimiento de sus metas será más rápido.

Cómo crear metas y estrategias

La forma en que usted selecciona y define sus metas y estrategias puede tener mucho que ver con el éxito en lograrlas.

Cada meta o estrategia que usted selecciona debe satisfacer los siguientes criterios:

luego añada entrenamientos de fortaleza.
- Se ajusta a su horario ocupado.
- Registra su progreso todos los días con un rastreador en línea.
- Une esas actividades con el plan general para tener una vida equilibrada.

3. Los elementos claves del bienestar, además
- Aprenda cómo otras personas controlan la tensión
- Descubra por qué el descanso es vital
- Averigüe cómo las emociones afectan el bienestar

4. Herramientas interactivas
- Calculadora de salud (índice de masa corporal, nivel apropiado de calorías diarias)
- MiPirámide Interactiva
- Índice de Vida Equilibrada

5. Interacción a distancia
- Boletín electrónico mensual gratuito

Debe ser específica. Su meta o estrategia describe una acción directa o un comportamiento que usted desea lograr.

Debe ser algo que se puede medir. ¿Cómo puede saber cuándo ha alcanzado la meta o llevado a cabo la estrategia? ¿Cómo se mide el triunfo? «Ser más activo» no es algo que se pueda medir. «Comenzar el Plan Equilibrado de Caminatas el primero de junio», sí lo es.

Debe estar a su alcance. Esta cualidad también puede ser considerada como un aspecto orientado a la acción. Es algo que usted puede hacer, no es algo que es tan grande o está fuera de su capacidad. Si usted tiene unos cuarenta y cinco años y nunca ha nadado de manera competitiva, «convertirse en el próximo campeón mundial olímpico» es algo inalcanzable, sin embargo «convertirse en campeón de natación en las competencias locales o regionales para adultos» puede ser un sueño alcanzable.

Debe ser realista. La meta o estrategia tiene que ser algo que se ajuste a su realidad y se pueda lograr. Una meta o una estrategia no debe requerir habilidades, recursos, dinero o tiempo que usted no tenga o no pueda adquirir.

Por ejemplo, elegir la natación como su actividad principal puede que no sea algo realista si la piscina más cercana se encuentra a una hora de distancia.

Debe ser oportuno. La meta o la estrategia debe tener un marco de tiempo en el cual usted la complete. Por ejemplo, «bajar diez libras» puede que nunca suceda a menos que usted se ponga una fecha límite. En otras palabras «perder diez libras en los próximos tres meses».

Metas, estrategias, y pasos de acción

Al final de este capítulo, usted encontrará una hoja de trabajo de muestra para el establecimiento de metas. También encontrará hojas de trabajo fáciles de usar en línea en StartMakingChoices.com. Después de haber leído los capítulos sobre nutrición, actividad física y bienestar, usted utilizará esta hoja de trabajo para formular metas en cada una de estas tres áreas y para desarrollar estrategias y pasos de acción para lograr esas metas.

Usted:

1. Propondrá una meta específica que trata con su meta general.
2. Identificará estrategias específicas para implementar ese objetivo.
3. Identificará pasos de acción específicos para lograr cada estrategia.

Si su puntuación del IVE fue baja en nutrición, por ejemplo, una de sus metas generales puede ser comer más frutas y verduras. Usted puede traducir eso de manera clara utilizando estos tres pasos:

Meta:

Aumentar el consumo de frutas hasta llegar a las tres porciones diarias recomendadas.

37

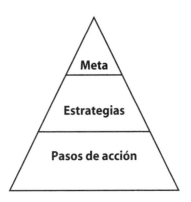

Estrategias:

Comer al menos una porción más de frutas diariamente durante la semana laboral. Mantener un tazón lleno de frutas en el estante de la cocina.

Pasos de acción:

▲ *Llevar frutas para mi bocadillo de la tarde tres días a la semana.*

▲ *Comer fruta de postre en dos cenas a la semana.*

▲ *En lugar de otro bocadillo, comer una fruta.*

▲ *Guardar bocadillos menos nutritivos para no sentirme tentado por ellos.*

No hay límite en cuanto a las muchas estrategias y pasos de acción que usted puede imaginar. Su objetivo en este primer paso de la planificación es crear tantas ideas como pueda. Imagínese que es una «despensa» donde tiene todos los ingredientes que necesita para crear un programa general y para definir un calendario real del programa.

No tiene que laborar en las hojas de trabajo y los siguientes capítulos en orden. Si su puntuación del IVE le indica que usted se encuentra bien en el departamento de nutrición pero necesita agregar más actividad, quizás quiera saltarse al capítulo sobre la actividad y trabajar en esa área primero y luego añadir la nutrición.

Cualquiera de los tres capítulos con que empiece, busque estrategias específicas, pasos de acción y herramientas que pueda usar. Anote las ideas y las herramientas que usted quisiera usar en la hoja de trabajo para el establecimiento de metas al final de cada capítulo.

Hoja de trabajo para el establecimiento de metas de su plan para una vida equilibrada

Meta 1:

Estrategia: _____

    Pasos de acción: _____

Estrategia: _____

    Pasos de acción: _____

Estrategia: _____

    Pasos de acción: _____

Meta 2:

Estrategia: _____

    Pasos de acción: _____

Estrategia: _____

    Pasos de acción: _____

Estrategia: _____

    Pasos de acción: _____

Meta 3:

Estrategia: _____

    Pasos de acción: _____

Estrategia: _____

    Pasos de acción: _____

Estrategia: _____

    Pasos de acción: _____

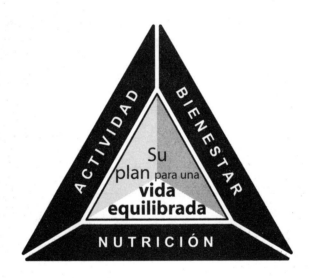

Su Plan de Nutrición Equilibrada

«¡La dieta es un martirio con 'M' mayúscula!»

Esa frase la dijo una de las participantes cuando le preguntamos qué era lo que deseaba tener en un plan de nutrición equilibrada. Ese sentimiento es compartido por millones de estadounidenses que están cansados de las dietas. Las dietas prometen «resultados sorprendentes en tiempo récord», pero por lo general la única gratificación que usted recibe por apegarse a esos planes alimenticios austeros o extraños es una nutrición desequilibrada y una introducción al control de peso tipo yo-yo. No hay nada más lejos del equilibrio que eso.

Por eso, aquí le hago una promesa. Usted no encontrará la palabra «dieta» usada en conexión con el Plan de Nutrición Equilibrada. Sea que usted quiera mantener un peso saludable o bajar de peso, reducir los posibles factores de riesgo de enfermedades crónicas, o comer de tal forma que pueda controlar un problema de salud existente, usted puede adaptar el Plan de Nutrición Equilibrada para satisfacer sus necesidades. Y lo puede usar para diseñar comidas que satisfagan las necesidades nutricionales de su familia.

El Plan de Nutrición Equilibrada se apoya en el Sistema de Guía Alimenticia MiPirámide, el cual está basado en las Directrices Dietéticas de los Estadounidenses, recomendaciones nutricionales basadas en la investigación para personas de más de dos años de edad.

Un análisis reciente encontró que estas directrices son consistentes con las prácticas nutritivas recomendadas para muchas enfermedades crónicas tales como la presión alta, problemas del colesterol o enfermedades del corazón.[1] Sin embargo, si usted está controlando tal condición, hable con su médico antes de cambiar sus niveles de actividad o su alimentación. (Una persona con diabetes, por ejemplo, puede que necesite reducir su dosis de insulina si cambia de alimentación y se vuelve físicamente activa.)

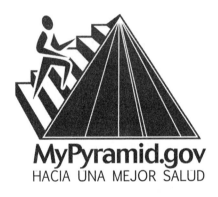

MyPyramid.gov
HACIA UNA MEJOR SALUD

Aumente los placeres de la mesa

Muchas personas piensan que un alimento que es bueno para el ser humano no debe saber bien, pero los alimentos nutritivos pueden ser deliciosos; es más, *deben* ser deliciosos. Uno de los deleites de la vida es compartir los alimentos con aquellos que uno ama. A través de la historia, partir el pan y compartir la hospitalidad han sido formas de celebrar ocasiones importantes y una diaria conexión. Buscar el equilibrio en la nutrición tiene que ver con disfrutar los placeres de un buen alimento tanto como escoger alimentos que sean buenos para usted. Este capítulo puede ayudarle a alcanzar ambas cosas.

Antes de estudiar medicina, fui entrenado como chef en un restaurante francés y hasta la fecha, sigo siendo un ávido chef aficionado. Preparar comidas con mi esposa es importante para nosotros no sólo porque es una forma de hacer algo juntos, sino también porque podemos darle a nuestra familia comidas saludables y nutritivas.

Recuerde que todos los datos, consejos, técnicas y consejos en este capítulo son sólo herramientas que le ayudan a crear el equilibrio de una buena alimentación que desea para usted y su familia. ¡La decisión es suya!

La nutrición equilibrada y por qué la necesita

El cuerpo humano necesita más de cuarenta nutrientes para apoyar el crecimiento, el funcionamiento normal y la salud.[2] Estos nutrientes incluyen los macronutrientes (carbohidratos, grasas y proteínas) que suplen al cuerpo con "energía" y micronutrientes (vitaminas, minerales y otras sustancias que tienen un efecto en los tejidos del cuerpo) que apoyan el crecimiento, el mantenimiento y la salud de muchos sistemas. Ya que no hay un solo alimento que tenga todos estos nutrientes, debemos obtenerlos de una variedad de alimentos y bebidas que consumimos. Una nutrición equilibrada es obtener la cantidad correcta de todos los nutrientes para la salud y el control de peso, o sea, ni mucho ni muy poco.

Una nutrición equilibrada es obtener la cantidad correcta de todos los nutrientes para la salud y el control de peso.

Todos los alimentos pueden calzar en un enfoque equilibrado y saludable de la nutrición diaria y consumir una variedad de alimentos y bebidas nos ayuda a lograr ese equilibrio. Obtener los nutrientes principalmente de alimentos, en vez de suplementos, es mejor ya que la investigación sugiere que muchas de las sustancias en los alimentos completos funcionan juntas para mejorar la efectividad de muchos micronutrientes, tales como ciertas vitaminas y antioxidantes.

Lo siguiente es un recordatorio de algunos beneficios importantes de una nutrición equilibrada:

▲ Apoya el funcionamiento normal y la salud de las estructuras y los sistemas del cuerpo.

▲ Apoya el desarrollo de huesos fuertes, músculos y otros sistemas de crecimiento en los niños y adolescentes, y el mantenimiento de huesos y músculos en los adultos.

▲ Ayuda a mantener un peso saludable.

▲ Ayuda protegerle contra las enfermedades crónicas tales como enfermedades del corazón, presión alta, diabetes y algunas clases de cáncer.

▲ Aumenta los placeres de la mesa. Con atención cuidadosa al equilibrio, hay espacio para todos los alimentos en su plan de nutrición.

¿Qué tan equilibrada es su nutrición ahora?

Observemos su puntuación en la sección de nutrición del IVE. Si la puntuación total es de 250 ó más, usted lo está haciendo muy bien. Por lo general, sin embargo, todavía hay espacio para mejorar. Si la puntuación de nutrición es menos de 250, es hora de comenzar a trabajar en sus hábitos de nutrición diaria.

¿Cuáles áreas necesitan trabajo?

Observe su IVE donde encerró en un círculo sus respuestas. Basado en ellas indique si necesita aumentar

¿Y qué pasa si usted no planea comenzar con la nutrición?

Quizás, basado en la puntuación de su IVE, usted decide comenzar con la actividad física. En ese caso, puede saltar al capítulo siete, Su Plan de Actividad Equilibrada. Pero no salte la sección sobre los aspectos básicos nutricionales. Aun cuando no diseñe un plan de nutrición en este momento, usted puede ver modificaciones nutricionales sabias que fácilmente puede agregar a su rutina diaria para tener un cambio gradual.

o disminuir el consumo de estos alimentos y si necesita subir, bajar o mantener su peso:

Fruta	*Aumentar*	*Disminuir*	*Mantener*
Verduras	*Aumentar*	*Disminuir*	*Mantener*
Leche o su equivalente	*Aumentar*	*Disminuir*	*Mantener*
Alimentos integrales	*Aumentar*	*Disminuir*	*Mantener*
Alimentos altos en grasa, azúcar y/o falto de calorías.	*Aumentar*	*Disminuir*	*Mantener*
Peso corporal	*Aumentar*	*Disminuir*	*Mantener*

Recuerde su evaluación mientras lee las siguientes secciones sobre alimentos esenciales de una nutrición equilibrada.

Su índice de masa corporal (IMC)

A estas alturas, también es una buena idea determinar cuál es su indice de masa corporal, conocido como IMC. El IMC toma en cuenta su estatura y su peso y le da un estimado confiable de la condición de su peso. Utilizando la gráfica de IMC de la página 166, encuentre su estatura a la izquierda y luego la categoría más cercana a su peso actual. Su número de IMC se encuentra en la parte superior de esa columna. ¿Cuál es la condición de su peso basado en su IMC?

Normal	Sobrepeso	Obeso
19-24.9	25-29.9	30 ó más

Usted también puede calcular su IMC en línea en StartMakingChoices. com. Haga clic en «Herramientas» y luego en «Calculadores de la salud». La calculadora le dará su IMC y su rango ideal de calorías basado en su IMC y su nivel de actividad.

Su nivel diario de consumo de energía

Otro aspecto importante que conocer al hacer su plan es saber cuál es el estimado de consumo de energía diaria apropiado, o sea cuántas calorías usted debe comer para mantener un peso saludable. Puede tener una idea general utilizando la gráfica de la página 165, que se usó en los Patrones de Consumo de Alimentos de MiPirámide. Estos patrones son datos que MiPirámide utiliza para establecer recomendaciones de porciones alimenticias que satisfagan los niveles diarios de calorías en los individuos basado en género, edad y niveles de actividad. Conocer el rango general recomendado para su edad y el nivel de actividad le puede ayudar a establecer metas de nutrición y actividad.

Su Índice de Vida Equilibrada (IVE)

Las preguntas sobre los nutrientes en el IVE representan grupos alimenticios claves donde la mayoría de los estadounidenses generalmente están por debajo de las recomendaciones.

Le hace preguntas acerca de la condición de su peso porque 66% de los estadounidenses adultos tienen sobrepeso o son obesos.

Este cuestionario no trata directamente con algunos grupos alimenticios: la carne y el grupo de frijoles (proteínas), granos refinados y aceites. La mayoría de los estadounidenses consumen más de la cantidad apropiada de alimentos de estos grupos.

El IVE se basa en una dieta de dos mil calorías. Si su consumo recomendado es menor o superior, el IVE puede que no sea exacto para usted. Quizás desee responder el cuestionario IVE en línea (StartMakingChoices. com), donde las preguntas sobre nutrición se enfocan en niveles individuales de calorías.

La puntuación de su Índice de Vida Equilibrada le dará una base factible que le ayude a seleccionar los cambios o modificaciones que usted necesita hacer en sus hábitos alimenticios. Pero mantener un diario de alimentos de tres días que puede darle una mejor perspectiva de sus patrones de alimentación. Algunos de nosotros, por ejemplo, nos sorprendemos de ver cuántos bocadillos comemos durante el día. Usted encontrará una lista en blanco de un diario de alimentación en la página 161. Utilice los resultados de su diario de alimentación para volver a tomar el IVE o para comparar las recomendaciones de cada grupo de alimentos en las siguientes páginas.

Equilibrando la energía y la nutrición

Nuestros cuerpos necesitan energía para seguir viviendo y para funcionar correctamente. Esta energía proviene de tres macronutrientes: carbohidratos, proteínas y grasa. Y el cuerpo necesita todos los tres para sobrevivir (no, usted no puede hacer a un lado la grasa). Los carbohidratos, las proteínas y la grasa son los únicos nutrientes que proveen calorías o energía. (El alcohol provee calorías pero no es considerado un nutriente porque no es necesario para la supervivencia o la salud.)

El cuerpo también requiere micronutrientes, tales como vitaminas y minerales, para un funcionamiento correcto, pero esos nutrientes no nos proveen calorías. Para mantener todas las funciones del cuerpo, necesitamos un equilibrio apropiado de todos los micronutrientes que se necesitan para la salud. Y nuestros cuerpos también necesitan agua.

Necesitamos ambas cosas, una energía equilibrada y nutrientes equilibrados: La energía equilibrada significa comer solamente las calorías que se necesitan para mantener un peso saludable (no para subir o perder peso); los nutrientes equilibrados significan comer la cantidad correcta de nutrientes para mantener la salud.

Nuestros cuerpos necesitan energía para seguir vivos y para funcionar correctamente.

Sin importar cuál sea su peso, usted necesita el balance correcto de energía y nutrientes. Si usted desea bajar de peso, entonces usted necesita reducir las calorías que consume o aumentar las que quema (o ambas) mientras equilibra los alimentos para suplir todos los nutrientes que su cuerpo necesita. Si usted desea subir de peso, usted necesita consumir más calorías que las que quema.

Frutas y verduras

Las metas de una nutrición equilibrada basadas en MiPirámide son:

▲ *Comer al menos 2 tazas de fruta diariamente.* Ejemplo de una taza: un banano grande (20 centímetros), un melocotón grande, un mango mediano, o una manzana pequeña. Ejemplo de 1/2 taza: una naranja pequeña, la mitad de una toronja de 10 centímetros, 1/2 taza de fresas, 1/4 taza de pasas.

▲ *Comer al menos 2 1/2 tazas de verduras diariamente.* Ejemplos de una taza: un camote horneado grande ó 2 tazas de espinaca cruda. Ejemplos de 1/2 taza: 1/2 taza de habichuelas judías verdes y cocidas, frijoles cocidos, brócoli crudo, flores de coliflor o verduras cocidas.

Las frutas y las verduras son la médula de los nutrientes, ofreciendo un gran impacto nutricional en cada caloría gastada. La mayoría de las frutas y las verduras son por naturaleza bajas en grasa y sodio, contienen mucha fibra y no tienen colesterol (ningún alimento vegetal contiene colesterol). Una gran cantidad de estudios muestran que las personas que comen regularmente muchas frutas y verduras como parte de una dieta saludable tienen un riesgo menor de muchas enfermedades, incluyendo enfermedades del corazón, apoplejía, diabetes tipo dos y algunos tipos de cáncer, particularmente los de orden digestivo.

Puntos fuertes de la nutrición en las frutas y las verduras

Las frutas y las verduras son fuentes importantes de minerales, vitaminas, fibra y fitoquímicos.

El potasio es un mineral que nos ayuda a mantener la presión de la sangre en niveles saludables. Buenas fuentes de potasio incluyen el camote horneado y las papas blancas; el puré, la pasta y la salsa de tomate (incluyendo las variedades enlatadas), la soya y otros frijoles; bananos, melones, cantalupos; el jugo de naranja, la ciruela pasa y el jugo de ciruela pasa; el jugo de zanahoria, los albaricoques secos y duraznos; y la espinaca.

El folate, también conocido como ácido fólico, es una vitamina B que ayuda al cuerpo a producir glóbulos rojos y es necesaria para ayudar a desarrollar el ADN y ARN. Un consumo adecuado de folate es particularmente importante para las mujeres que quieran quedar embarazadas o ya lo estén porque les ayuda a prevenir defectos neurológicos o una espina bífida durante el desarrollo del bebé. Verduras de hoja verde tales como la espinaca o el nabo son buenas fuentes de folate (la palabra «folate» viene del latín que significa hoja).

Muchos cereales para el desayuno también vienen fortificados con ácido fólico y comerlos con una fruta también es una gran idea.

Otras buenas fuentes de ácido fólico incluyen el brócoli, el espárrago, el aguacate, las habichuelas, las judías, las naranjas y el jugo de tomate o de naranja.

La vitamina C ayuda al cuerpo a crecer y a reparar sus tejidos, incluyendo restaurar cortadas y heridas. Es un gran antioxidante. La fruta cítrica es, por supuesto, una buena fuente de vitamina C, así como el chile verde y rojo, la guayaba, las fresas, el cantalupo, el repollo de Bruselas, el brócoli, los guisantes, el jugo de tomate, la col rizada, la piña fresca y el mango.

La fibra dietética se asocia con un menor colesterol en la sangre y un menor riesgo de enfermedades cardiacas. La

Aproveche las calorías

Equilibrar las calorías es importante, pero lo que se encuentra en esas calorías es también importante. Verduras, frutas, grano entero, alimentos lácteos y carnes sin grasa tienen muchos nutrientes que hacen que sus calorías sean más densas en nutrientes.

Por ejemplo, si usted escoge dos comidas de 500 calorías cada una. Uno de los platos tiene pollo asado, puré de papa, y zanahorias al vapor. El otro plato es un emparedado de jamón con mayonesa y papitas. ¿Cuál es la comida más densa en nutrientes? ¡El plato de pollo!

Obtenga la mayor nutrición de sus calorías; piense en la densidad de nutrientes.

Las frutas y las verduras son fuentes importantes de minerales, vitaminas, fibra y fitoquímicos.

fibra también puede ayudar a proteger el cuerpo de algunos tipos de cáncer. También ayuda a prevenir el estreñimiento. Ya que la fibra no puede ser digerida, contribuye a un contenido menor de calorías en muchas verduras. La fibra es una de las razones por las cuales las verduras pueden llenarnos sin demasiadas calorías. Buenas fuentes de fibra incluyen muchos de los granos enteros, frijoles secos, habichuelas y lentejas; frambuesas y zarzamoras; peras, ciruela pasa, espinacas, nabos, col verde, manzanas sin pelar, bananos, naranjas, zapallos, brócoli y calalú.

La vitamina A le ayuda a regular el sistema inmunológico y le protege contra las infecciones. La vitamina A. es importante para la vista, el desarrollo de los huesos y la división de las células. Se encuentra presente en los alimentos vegetales y animales. Los carotenoides, tales como el beta caroteno, se encuentran en la naranja y en las verduras de hoja verde y se convierten en vitamina A cuando es necesario. Las carnes y los productos lácteos son ricos en vitamina A. La vitamina A en la forma de beta caroteno se encuentra en el jugo de zanahoria, en el camote, en la calabaza, la espinaca, la col y otras verduras derivadas, el zapallo y el cantalupo.

La vitamina E es un antioxidante poderoso que ayuda a proteger las células del cuerpo contra los radicales libres, es decir, los derivados dañinos que ocurren cuando el cuerpo quema el alimento para transformarlo en energía. Las fuentes de verdura de la vitamina E incluyen nueces y semillas, mantequilla de maní, espinaca, brócoli, nabos verdes, productos enlatados de tomate (pasta, puré, salsa) y aceites vegetales tales como girasol, cártamo, canola, maíz, maní y aceites de oliva (Hablaremos más de las fuentes de vitamina E cuando analicemos el grupo de las carnes y las proteínas, y los aceites.)

Los fitoquímicos son substancias bioactivas de una planta. No son nutrientes pero trabajan junto con los nutrientes para ayudar a proteger nuestras células y nuestro cuerpo en contra de las enfermedades. Hasta la fecha, se han encontrado más de mil y estamos comenzando a entender el papel que estas sustancias pueden tener en la salud humana. Muchos se relacionan con pigmentos de la planta y se encuentran en frutas de colores vivos. Ejemplo de ello incluyen flavanoides que se encuentran en los arándanos rojos, azules, púrpura y las uvas, los isoflavones que se encuentran en los alimentos de soya y otras legumbres y los polifenoles que se encuentran en el té.

Aprovechando al máximo las frutas y las verduras

Las siguientes son algunas estrategias para aprovechar el máximo el valor y el gusto de las frutas y las verduras:

La preparación marca la diferencia. Papas fritas, papas horneadas rellenas de mantequilla y crema agria, además de las verduras a las que cubrimos con una crema o salsa de queso pueden saber bien, pero comerlas muy frecuentemente desequilibra su consumo de grasa y energía. Más bien, hornee las papas utilizando camote o papa común. Fría muchas verduras con poco aceite. Ponga sus verduras al vapor por poco tiempo y rocíe una pequeña cantidad de queso rallado encima. ¡Haga un experimento!

Busque la variedad y el color. Frutas y verduras diferentes contienen diferentes nutrientes. Comer una variedad de frutas y verduras asegura que usted obtenga una gran cantidad de los nutrientes necesarios. Muchos de los nutrientes se asocian con el color. Escoger la variedad de colores cuando selecciona frutas y verduras puede significar tener una variedad más amplia de nutrientes.

Seleccione frutas y verduras de temporada que tendrán más sabor y le ayudarán en su economía. Las frutas y las verduras son mejores cuando se encuentran en su temporada y el costo por lo general es menor. Visite los mercados locales de granjeros. Grupos de agricultura apoyados por la comunidad apoyan a un granjero que les provee frutas frescas y verduras y con frecuencia otros productos tales como los huevos.

Los supermercados locales también tienen una gran selección de verduras frescas y frutas de temporada. Las frutas y las verduras enlatadas, congeladas o fuera de temporada pueden ser de mejor calidad que las frutas frescas o verduras que han sido traídas desde otro continente. Cuando compre alimentos preparados busque aquellos que tengan verduras, tales como las comidas marca Healthy Choice.

Granos enteros

Las metas de una nutrición equilibrada basadas en MiPirámide son:

▲ *Hacer que al menos la mitad de mis alimentos basados en granos sean granos enteros.*

▲ *Comer al menos el equivalente a tres onzas diarias de granos enteros.*

No es de extrañarse el porqué desde la antigüedad se usa el término «el pan de cada día» cuando hablamos de cosas vitales. Desde tiempos prehistóricos los granos de los cereales han formado la alimentación básica de muchas culturas. Los granos más comunes son el trigo, el arroz, la avena, el maíz, la cebada y el centeno. Además del pan, los alimentos basados en granos, incluyen la pasta (fideos), los cereales fríos o calientes, las tortillas, la pita y el pan ácimo indio, las galletas saladas, la sémola y la harina de maíz.

Los alimentos basados en granos están compuestos de granos enteros o granos refinados. Los granos enteros contienen todo el grano, el afrecho (la capa exterior), el germen plasma (el embrión de la planta) y el endospermo (el suplemento alimenticio del germen), incluyendo todos sus nutrientes naturales. Los granos refinados pierden la mayoría del afrecho y del germen cuando son molidos. La refinación hace que el grano sea más duradero pero menos nutritivo ya que el afrecho y el germen son los que contienen la mayor parte de la fibra, la vitamina B y el hierro que se encuentran en los granos enteros. Para compensar esta pérdida, muchos granos

Comer una variedad de frutas y verduras le asegura una mayor variedad de los nutrientes necesarios.

refinados son enriquecidos añadiéndoles la vitamina B y el hierro, pero las fibras y otros nutrientes no son agregados.

Granos enteros vs. Granos refinados

Granos enteros	Granos refinados
Harina de trigo entero	Harina blanca
Avena, harina de avena	No se aplica (todo tipo de avena es integral)
Arroz integral	Arroz blanco
Trigo	Polenta mediterránea, crema de trigo
Harina de maíz entero	Harina de maíz sin germen
Harina de centeno entero	Harina de centeno refinada
Palomita de maíz	No se aplica
Trigo sarraceno	No se aplica
Cebada	No se aplica

Fortaleza nutritiva de los granos enteros

Muchos granos enteros son una buena fuente de fibra, lo cual se asocia con un riesgo reducido de enfermedades del corazón. Los granos enteros también proveen vitamina B, minerales, antioxidantes y fitonutrientes. La vitamina B, tal como la tiamina, riboflavina y la niacina ayudan al cuerpo a obtener energía de los carbohidratos, grasas y proteínas. El folate, como lo mencionamos antes, ayuda a la formación de los glóbulos rojos. La vitamina B también ayuda a mantener el sistema nervioso saludable. Los antioxidantes y otros fitonutrientes complementan la función de los micronutrientes.

La mayoría de los granos enteros proveen magnesio, selenio y hierro. El magnesio ayuda al desarrollo de los huesos y tiene una función estructural en las membranas celulares y los cromosomas. El magnesio también tiene un papel en más de trescientos procesos metabólicos, tales como ayudar a los músculos a liberar energía. El selenio es un oligoelemento que el cuerpo necesita en pequeñas cantidades para ayudar a proteger las células de alguna oxidación y apoyar al sistema inmunológico. El hierro ayuda a proteger en contra de la anemia; los granos enteros son una fuente de hierro que no viene de productos animales. La absorción de hierro aumenta si las comidas con vitamina C se consumen al mismo tiempo.

Tener una dieta saludable rica en granos enteros puede ayudarle a controlar el peso. Comer al menos tres porciones (equivalentes en onzas) diariamente de granos enteros ha sido asociado con un menor riesgo de enfermedades del corazón, apoplejía, diabetes tipo 2 y algunos tipos de cáncer.

Aprovechando la nutrición de los granos enteros

Estas estrategias le pueden ayudar a decidirse por los granos enteros:

Disponibilidad. La demanda por granos enteros ha ido aumentando; pero los productos integrales constituyen sólo entre el diez y quince por ciento de los alimentos basados en grano en los estantes de los supermercados.

Tener una dieta saludable rica en granos enteros puede ayudarle a controlar el peso.

Algunos de los alimentos integrales disponibles incluyen la avena, el trigo sarraceno, cereales integrales, pan integral, mollete integral, rosca integral, palomitas de maíz, sémola integral, pasta de alforfón, sémola de maíz integral y granos tales como la cebada, el arroz integral, la quinoa y el mijo. Añada un poco de cebada a su sopa de verduras hecha en casa, o sirva su salsa favorita a la marinara encima de una pasta sarraceno. Si desea un bocadillo de grano entero, pruebe las palomitas de maíz de microondas, tales como la de Orville Redenbacher.

Identificación. No se apoye en el color café o en una etiqueta que diga «multigrano» o «pan de trigo». Si el producto está etiquetado «100% grano de trigo entero» entonces todo el trigo utilizado en el producto debe ser integral. En el caso de otros productos, mire la lista de ingredientes en la etiqueta del paquete. Si el primer ingrediente que aparece en la lista tiene la palabra «entero» junto a ella, como por ejemplo harina de grano de trigo entero, el producto probablemente es en su mayoría integral. La Consejería de Grano Entero incluso ha creado un símbolo que tiene la forma de una estampilla y que le indica el número de gramos de grano entero en el producto.

¿Y qué hay de los productos que están etiquetados «trigo blanco entero»? La mayoría del trigo que se cultiva en Estados Unidos es un trigo rojo. Sin embargo, también el trigo blanco se cultiva en Norteamérica. El afrecho externo del trigo blanco es más claro en color, haciendo que sea una harina de trigo entero más clara y además tiene un sabor más suave que muchas personas prefieren. La investigación sugiere que el valor nutritivo del trigo entero rojo y blanco es similar.

Una dieta de granos enteros sin gluten. Las personas que tienen la enfermedad celíaca o sensibilidad al gluten no pueden comer trigo (incluyendo durum, spelt, kamut, einkorn y emmer), centeno, triticale, avena, o cebada. El alforfón, maíz, mijo, quinoa y arroz no tienen gluten.

Leche, productos lácteos y equivalentes de la leche

La meta de nutrición equilibrada basada en MiPirámide es:
▲ *Consumir diariamente tres tazas de leche descremada o baja en grasa, productos lácteos, o sus equivalentes.*

Fortaleza nutricional de la leche, los productos lácteos y sus equivalentes

Para la mayoría de los estadounidenses, la leche y los productos lácteos son las fuentes principales de calcio, algo vital para el desarrollo de la masa ósea, para preservar la salud de los huesos y prevenir la osteoporosis. Los productos lácteos con frecuencia vienen fortificados con vitamina D, que ayudan a la absorción del calcio y a mantener los niveles adecuados de calcio. Por ejemplo, una taza de yogur tiene 452 miligramos de calcio (150 calorías), una taza de leche descremada tiene 300 miligramos de calcio (83 calorías) y 1,5 onzas de queso suizo tienen 335 miligramos de calcio (160 calorías).

El calcio es vital para el desarrollo de la masa ósea, la salud de los huesos y previene la osteoporosis.

Los productos lácteos tales como la leche descremada, el yogur, y la crema de mantequilla son buenas fuentes de potasio, lo cual ayuda a mantener una presión sanguínea saludable. Los productos lácteos también son una buena fuente de proteínas. Cuando consumimos leche descremada o baja en grasa, esa leche contiene poca o ninguna grasa saturada. Precaución: La mantequilla, la crema, y el queso crema no se incluyen en el grupo de alimentos lácteos porque no tienen calcio y pueden tener mucha grasa.

Aproveche la nutrición de los productos lácteos

Utilice productos sin grasa o bajos en grasa. La mayoría de los productos lácteos populares tienen versiones sin grasa o con bajo contenido de grasa. Estos productos tienen todos los poderes nutricionales de la leche entera sin la grasa saturada o las calorías extras. Aun algunas clases de queso tienen versiones bajas en grasa.

Escoja una variedad de productos lácteos. Usted puede hacer que los productos lácteos sean una parte vital de su planificación alimenticia sin tener que tomar tres vasos al día. El yogur con frutas es un gran bocadillo o almuerzo. Use requesón o ricota en la lasaña y en otros platos. Disfrute de un jugo helado de frutas con leche o yogur sin grasa. Tómese un chocolate caliente o un helado con bajo contenido de grasa como postre.

Incluya el queso. Muchas clases de queso que tienen un alto contenido grasoso son muy ricas en sabor. Un poquito de queso rallado tal como el queso parmesano o romano pueden dar vida a un plato. Puede comer toda

Modificaciones de la leche

▲ Cuando vaya a tomarse un café latte o capuchino pida leche descremada para acompañarlo.

▲ Un yogur de bajo contenido de grasa es un detalle genial para poner por encima de una papa horneada. Si desea también puede ponerle cebollinas para darle más sabor.

▲ Pruebe con un yogur bajo en grasa o crema agria sin grasa en lugar de la crema agria normal para sus recetas favoritas de salsas de acompañamiento.

▲ Si está preparando una receta que necesita crema y usted está cuidando el consumo de calorías y grasas, intente usar leche descremada o evaporada baja en grasa.

▲ Haga su sopa de crema o sus cereales calientes con leche descremada.

clase de queso en su Plan de Nutrición Equilibrada si toma en cuenta el contenido de grasa en su plan general.

¿Qué hay de la intolerancia a la lactosa? Productos que no contienen lactosa o que tienen un mínimo de ella son convenientes para ciertas personas. La leche, el yogur y el queso vienen en estas versiones. Si usted no come muchos productos lácteos, experimente con otras fuentes de calcio tales como las bebidas de soya o los jugos de frutas fortificados en calcio, pero el contenido de calcio es menor y comúnmente tiene menor absorción.

¿El helado cuenta? Los postres congelados lácteos contienen pequeñas cantidades de calcio y vitamina A. Escoja un helado o un yogur bajo en grasa y asegúrese de que esas porciones sean pequeñas.

Conozco una joven que bajó exitosamente casi cien libras, y su plan de alimentación incluía helados o yogur bajo en grasa tres o cuatro veces a la semana. Ella compraba cada ración que iba comer en una heladería cercana, y así no tenía ninguna tentación en el congelador.

Explore otras fuentes de calcio. Otras fuentes de calcio que no son lácteas y se absorben rápidamente en el cuerpo son la sardina enlatada y el salmón (que tenga espinas), el queso de soya con calcio (cuajado) y las bebidas fortificadas. La habilidad del cuerpo para utilizar el calcio de estos alimentos varía con cada persona.

Las proteínas: carne, pescado, huevos, frijoles y nueces

Las metas de la nutrición equilibrada basada en MiPirámide son:

▲ *Comer diariamente cinco a seis onzas equivalentes de alimentos ricos en proteínas.*

▲ *Si selecciona carne, pollo o pescado, recuerde que esa cantidad es como dos porciones de tres onzas.*

Usted puede llamarle a este grupo «el popurrí de las proteínas» porque contiene muchos diferentes alimentos. Se incluyen a la carne, pollo, pescado, huevos (o huevos batidos), frijoles, guisantes, nueces y semillas. Sus perfiles nutricionales difieren también. Algunas clases de carne son más altas en grasa saturada, mientras que el pescado y las proteínas vegetales tales como los frijoles, las nueces y las semillas tienen grasas saludables monoinsaturadas y poliinsaturadas. Las proteínas animales contienen colesterol; las proteínas vegetales no. Así que se necesita seleccionar sus fuentes de proteínas para un buen equilibrio.

¿Qué es lo que obtenemos de esos alimentos?

Además de la proteína, esos alimentos nos suplen las vitaminas B, E, el hierro, zinc y magnesio. Las proteínas son los componentes básicos de muchas partes y sistemas del cuerpo, tales como los músculos, los huesos, los cartílagos, la piel, la sangre, las enzimas, las hormonas y las vitaminas.

Las carnes tales como la res y el cerdo, por ejemplo, normalmente tienen mayor grasa saturada que el pescado y las nueces. Ya que comer demasiada grasa saturada puede aumentar el riesgo de enfermedades del corazón, nuestro objetivo debe ser limitar la cantidad de grasa saturada que consumimos. Por otro lado, comer alimentos ricos en grasas poliinsaturada y monoinsaturada disminuye el riesgo de enfermedades del corazón. Comer pescado rico en poliinsaturados llamados ácidos grasosos omega tres, por ejemplo, parece promover la salud cardiovascular. Un pescado rico en poliinsaturados incluye el salmón, la trucha y el arenque. Una vez más, lo importante es el equilibrio.

Las nueces y las semillas son una buena fuente de vitamina E, un antioxidante poderoso que ayuda a proteger las células del cuerpo de algún daño de oxidación. Estudios de grandes poblaciones han mostrado que las personas que comen regularmente nueces y semillas en cantidades moderadas tienen de un treinta a un cincuenta por ciento menos riesgo de un ataque cardiaco o de una enfermedad cardiovascular.[3]

Aproveche la nutrición de las proteínas

Coma una variedad de alimentos del grupo de proteínas. Todos los alimentos con proteínas no son iguales. Por ejemplo, tienen diferentes niveles de grasa. También algunas proteínas, comúnmente las de alimentos animales, tienen un conjunto completo de aminoácidos que el cuerpo utiliza para crear nuevas proteínas y otras, comúnmente de alimentos vegetales, tienen un conjunto incompleto. Comer una variedad de alimentos nos permite obtener las proteínas suficientes y los nutrientes variados disponibles en este grupo alimenticio.

Seleccione proteína sin grasa. Si usted come carne de res, cerdo o cordero, seleccione cortes sin grasa y deshágase de la grasa visible. Cuando compre pollo, deshágase del pellejo antes de cocinarlo o comerlo, porque es allí donde se encuentra la mayor cantidad de grasa y colesterol.

Asar un pollo con pellejo, por ejemplo, no añade grasa a la carne y puede ayudarle a que se mantenga húmedo durante la cocción, pero quítele la piel antes de comérselo.

Algunos alimentos preparados, tales como los productos Healthy Choice, incluyen carnes con menos grasa.

Disfrute el pescado. La investigación sugiere que comer pescado dos veces a la semana puede ayudarle a aprovechar los ácidos grasosos omega tres. Pescado tal como el salmón, la trucha y el arenque son ricos en omega tres.

Comer una variedad de alimentos nos permite obtener las proteínas suficientes y los nutrientes variados.

Equilibre sus proteínas vegetales. Los alimentos vegetales son bajos en ciertos aminoácidos esenciales, a diferencia de la carne y el pescado. (La carne y el pescado por sí mismos son fuentes completas de proteína.) Lo importante aquí es que los aminoácidos de un alimento vegetal pueden compensar cualquier otro aminoácido que se encuentre bajo en otro alimento. Especialmente si usted es un vegetariano, combine alimentos tales como frijoles y lentejas con otros alimentos tales como pan o arroz para crear una proteína completa durante el día. Por ejemplo, si usted come una legumbre (frijol, lentejas, guisantes, etc.) también coma algún grano (trigo, centeno, cebada, etc.).

Una sopa de frijoles con pan de maíz integral es algo que toda la familia disfruta en una noche fría de invierno. En el verano, una ensalada de lentejas fría hecha con tomates, albahaca y cebolla servidos con galletas saladas puede dar en el blanco. No olvide el «confiable» emparedado de mantequilla de maní, sírvalo con pan integral y complazca a los niños o al niño que usted tiene dentro.

Aceites y otras grasas

Las metas de nutrición equilibrada basadas en MiPirámide son:

▲ *Seleccionar aceites saludables para mantener el consumo de grasa entre el 20 y el 35% de las calorías diarias.*

▲ *Mantener al mínimo la selección de alimentos con grasa saturada y evitar las transgrasas cuando sea posible.*

Hemos escuchado el mensaje que debemos disminuir nuestro consumo de grasa. Desafortunadamente, el mensaje también ha sido entendido como «la grasa es mala». En realidad, la grasa es buena, si es la grasa correcta y en la cantidad adecuada. Nuestros cuerpos necesitan grasa para funcionar así como carbohidratos y proteínas. Las grasas saludables son grasas poliinsaturadas y monoinsaturadas; contienen los ácidos grasos esenciales que nuestros cuerpos necesitan. Estas grasas comúnmente vienen en la forma de aceite y son líquidas a temperatura ambiente.

Las grasas saturadas son sólidas a temperatura ambiente. Consumir grasas saturadas en exceso está vinculado con niveles elevados de colesterol LDL, lo que aumenta el riesgo de enfermedades del corazón. La mantequilla y la grasa en la carne de res y otras carnes son grasas saturadas. Los así llamados aceites de plantas tropicales (aceite de coco, aceite de palma) son también productos altos en grasa saturada. Cuando los aceites líquidos son hidrogenados para hacerlos sólidos, se convierten en

Nuestra meta es equilibrar nuestro consumo de grasas de tal forma que consumamos cantidades saludables de aceites y sólo pequeñas cantidades de grasas sólidas.

«transgrasa», un tipo de grasa saturada que aparentemente aumenta significativamente el colesterol. Algunas barras de margarina y algunas verduras sólidas son ejemplos de transgrasa que puede encontrarse en su cocina. En productos comerciales horneados y en otros alimentos procesados, la transgrasa estará descrita en la etiqueta. Muchas de las compañías de alimentos están reduciendo o eliminando la transgrasa de sus productos.

Nuestra meta es equilibrar nuestro consumo de grasas de tal forma que consumamos cantidades saludables de aceites y sólo pequeñas cantidades de grasa sólidas.

Fortalezas nutricionales y desventajas del aceite y la grasa sólida

Las grasas dan energía y ácidos grasos esenciales al cuerpo y sirven como un portador de vitaminas importantes de grasa soluble tales como las vitaminas A, D, E, K. La grasa es parte la membrana de cada célula, así que necesitamos grasas en forma de aceites saludables.

Los aceites de fuentes vegetales y de nueces contienen principalmente grasas monoinsaturadas y poliinsaturadas que no elevan el colesterol LDL (un factor de riesgo en enfermedades del corazón). Los aceites vegetales comunes incluyen canola, maíz, semilla de algodón, oliva, maní, cártamo, frijol de soya y aceite de girasol. Los aceites altos en grasa monoinsaturada pueden desempeñar un papel en mantener el colesterol HDL, «el bueno» porque ayuda a proteger el sistema cardiovascular transportando el colesterol fuera de las paredes de la arteria. Los aceites altos en grasa monoinsaturada incluyen aceite de oliva, aceite canola, y aceites de aguacate; las nueces también son altas en grasas monoinsaturadas.

La grasa saturada y la transgrasa elevan el colesterol LDL, «el malo» que se asocia con riesgos mayores de enfermedades cardiovasculares. Los altos niveles de transgrasa parecen ser algo muy peligroso: elevan el colesterol LDL «malo» y disminuyen el colesterol HDL «bueno». La mayoría de la transgrasa que comemos viene de productos alimenticios manufacturados. Lea las etiquetas de los alimentos para saber cuáles son las cantidades de transgrasa.

Aproveche la nutrición de los aceites saludables

Decídase por los productos sin grasa. Para muchos de nosotros, una carne de filete a la plancha, una chuleta suculenta, o una tajada de jamón ahumado son cosas que se encuentran entre los placeres más grandes de la comida. Estas elecciones pueden calzar con su plan equilibrado si usted se enfoca en la moderación y en la carne sin grasa. La moderación significa que no lo va a comer todos los días; y las carnes sin grasa significan eso mismo: Compre cortes de carne sin grasa; deshágase de la grasa visible y ase a la parrilla en lugar de freír.

Disfrute las nueces y las semillas. Rociar nueces picadas en una ensalada o en su cereal, comer semillas de girasol como bocadillo, o aguacates en un emparedado, pueden ser formas deliciosas de aprovechar los beneficios de los aceites insaturados.

Disfrute los alimentos fritos con moderación. Aun cuando uno fría alimentos en aceite vegetal, ellos absorben aceite. La mejor decisión es sencillamente no comer estas cosas frecuentemente y cuando lo haga, cómalo junto con alimentos bajos en grasa para mantener el equilibrio.

Calorías discrecionales

Una «caloría discrecional» es la forma en que MiPirámide se refiere a las calorías que quedan después que usted ha comido alimentos que contengan vitaminas, minerales y otros nutrientes que su cuerpo necesita cada día. Si usted aborda sus necesidades de nutrición diarias de una forma equilibrada, ocasionalmente usted puede tener calorías extra y puede escoger comer algunos alimentos sólo para darse el gusto. Usted puede escogerlos «a su discreción».

Estas calorías pueden venir de cualquier grupo alimenticio. Quizás desee usarlas como alimentos que tengan contenidos mayores de grasa o azúcar añadido. MiPirámide considera el alcohol como calorías discrecionales. La mayoría de las personas sólo tiene un número limitado de calorías discrecionales: Entre 100 y 300 calorías para la mayoría. Si usted no hace mucho ejercicio, puede que el suyo sea menor. Usted puede aprovechar al máximo sus calorías discrecionales de dos formas. Primero, puede seleccionar comidas y alimentos que le den más nutrientes por calorías consumidas. Por ejemplo, frutas y verduras proveen más nutrientes con menos calorías que alimentos que son altos en grasa o azúcar. Cortes de carne sin grasa, tales como cuete o filete de lomo de cerdo proveen proteínas similares con menos calorías que los cortes más grasosos tales como la paleta de res o paleta de cerdo. Segundo, usted puede aumentar la cantidad de actividad regular que realiza. Las personas que son más activas queman más calorías. Una mayor actividad también desarrolla masa muscular sin grasa que impulsa el metabolismo, lo que a su vez aumenta el número de calorías que el cuerpo quema.

Las siguientes son formas en las que usted puede aprovechar al máximo sus calorías discrecionales:

▲ **Escoja porciones más pequeñas.** Compre dulces del tamaño de un pequeño bocado y coma sólo uno o dos porciones. Seleccione galletas, pasteles y otros postres dulces en porciones controladas de calorías. Sírvase sólo una bola de helado en lugar de dos. Cuando vaya a un restaurante solicite dividir su plato en dos y compártalo con un amigo.

▲ **Utilice una pequeña cantidad** de salsa de chocolate o almíbar de frutas encima de una pera o una manzana horneada. Raye una pequeña porción de queso parmesano, romano o cheddar

Formas sabrosas de ahorrar sal

Mantener su consumo de sal a menos de 2.300 miligramos (aproximadamente una cucharadita) diarios puede ayudarle a mantener una presión sanguínea saludable. Para reducir la sal:

▲ Use hierbas frescas picadas, jugo de limón, o cáscara de limón para sazonar los alimentos.
▲ Utilice caldo bajo en sodio cuando cocine.
▲ No añada sal al agua cuando esté cocinando las verduras; rociar un poquito de sal directamente sobre las verduras cuando están listas para servir da sabor y utiliza mucho menos sodio.

sobre las verduras, la pasta o las papas. Una rebanada de salami en un emparedado de pavo sin grasa marca una gran diferencia en el sabor con sólo un pequeño aumento de las calorías.

▲ **Varíe sus elecciones.** Decidir cómo utilizar sus calorías discrecionales de día en día puede darle más satisfacción y una sensación de equilibrio y libertad.

El planificador de la cena S.O.S.

Hay momentos en cada familia en que nada sale como se había planeado o cuando usted no tiene idea de qué hacer para la comida. Esto le puede ayudar a no perder la cabeza: Puede utilizar el planificador de comidas de la página 181 como una plantilla para crear menús que le gusten a todos en casa. Asegúrese de mantener los ingredientes a la mano. Puede variarlo utilizando platos que normalmente no hace pero que le gustan y que son rápidos de preparar. Incluya algunos platos que los demás miembros de la familia puedan hacer. Colóquelo en el estante del aparador o en la puerta de la alacena. Cuando llegue la desesperación, mire el plan de comidas y escoja una comida que funcione. Mantenga una lista de compras a la mano para reemplazar aquellos ingredientes que faltan.

El valor del agua

Una de las formas en las que usted puede comenzar su meta de mejorar el equilibrio es tomar mucha agua. El agua conforma más de la mitad de nuestros cuerpos: Aproximadamente 60% en los hombres y 55% en las mujeres. El agua funge un papel en cada reacción bioquímica de nuestros cuerpos. Además del agua en los alimentos sólidos que comemos las mujeres necesitan aproximadamente nueve tazas del líquido al día y los hombres 13 tazas para reemplazar lo que perdemos en nuestras actividades ordinarias.[4]

Aunque obtenemos casi 20% del fluido que necesitamos en los alimentos que comemos, necesitamos tomar fluidos que provean el otro 80%. Si usted está deshidratado, tomar agua durante el día le puede hacer más alerta y ayudarle a vencer la fatiga.

Cualquier bebida que se tome contribuirá agua a su organismo. Mantenga el equilibrio en sus decisiones al escoger porciones apropiadas de bebidas que le provean los nutrientes necesarios tales como la leche y el jugo de frutas al 100% junto con agua. Otras bebidas tales como el café y el té también pueden ayudarle a llenar las necesidades de agua que tiene.

Monitoree su progreso al equilibrio

Mantener un registro de su progreso le motiva a seguir adelante. Si desea revisarlo, vuelva a tomar el IVE cada semana o cada dos semanas antes de planear sus menús semanales. Felicítese por los pasos que ha logrado, aunque parezcan pequeños. Si no siguió alguno de los pasos que se había propuesto, analice el porqué. ¿Fui poco realista con respecto a la preparación del tiempo o cómo encaja con el horario de la familia? Inténtelo de nuevo o comience otro paso de acción.

Si usted se inscribió en línea en StartMakingChoices.com, será fácil registrar sus comidas diarias y el programa le mantendrá informado de su progreso cada día.

También considere tener un diario. No tiene que ser algo lujoso o formal. Usted puede escribir un diario en línea o en cuadernos. Utilícelo para monitorear su progreso y escriba aquellas ideas o evaluaciones que le ayuden a seguir avanzando.

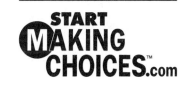

Sea cual sea la forma que usted escoja para monitorear su progreso, recuerde que el progreso (seguir adelante) es su objetivo. Cuando evalúe su situación, siempre busque consejos e ideas que puedan ayudarle a seguir adelante.

Mantener el equilibrio cuando comemos afuera

Disfrutar la comida fuera de la casa es uno de los placeres de la vida. Con frecuencia es la respuesta para un horario ocupado. Los viajes de negocio también nos mantienen fuera de la casa. Comer de una forma equilibrada no es tan difícil de lograr, aunque usted viaje miles de millas cada mes.

Escoja un restaurante que calce con sus objetivos. Si usted puede escoger entre un restaurante de buffet o tradicional, escoja el restaurante tradicional. Seleccione proteína sin grasa, una ensalada y un plato de acompañamiento de verduras, pida pan integral y eso es todo. En el almuerzo, una rotisería puede ser una gran elección porque puede seleccionar pavo sin grasa, rosbif, o jamón y puede pedirles que le hagan un emparedado como usted lo quiera. Escoja atún o ensalada de pollo con menos frecuencia.

Escoja comida rápida más saludable. La mayoría de los restaurantes de comida rápida tienen ahora elecciones más saludables. Para desayunar, escoja un emparedado de mollete inglés (sin queso ni chorizo) o una rosca con mantequilla de maní (o queso crema bajo en grasa), jugo de naranja y café. El almuerzo puede ser una ensalada con el aderezo al lado o una pequeña hamburguesa o chile con una ensalada de acompañamiento o una papa horneada. Si puede escoger una pizza de pan integral, hágalo, pida muchas verduras por encima y la mitad de la cantidad normal de queso.

Ocasiones especiales merecen comidas especiales.

La preparación marca la diferencia. Escoja platillos con menos grasa (pollo, pescado o res sin grasa) cocinados de tal forma que no añadan muchas calorías de grasas o salsas. Escoja la comida a la parrilla en lugar de frita; que tenga verduras o salsas más ligeras en lugar de queso o salsa Alfredo.

Fíjese en los tamaños de cada porción. Uno de los problemas más grandes al salir a comer a un restaurante es que las porciones son grandes. Usted puede ordenar un aperitivo en lugar de un plato principal, dividir la comida con un amigo, o dividir la comida a la mitad tan pronto se la sirvan y llevarse el resto a la casa para comer después. Algunos restaurantes se especializan en «platos pequeños».

De vez en cuando dése un antojo. Ocasiones especiales merecen comidas especiales. Hay momentos para sólo disfrutar. Quizás su alimento favorito es más alto en grasa de lo que usted normalmente escogería, pero las ocasiones especiales no suceden todos los días ¿o sí? Disfrútelo. No se sienta culpable.

Días festivos y ocasiones especiales

La buena comida y las recetas especiales son parte integral de las celebraciones y las fiestas. Sólo mantenga el equilibrio. Disfrute porciones modestas. Si usted va a una comida o fiesta especial en la noche, seleccione alimentos más ligeros en el desayuno y en el almuerzo de ese día. Sea moderado con los vinos y tome mucha agua. Mida sus pasos. Recuerde que usted está en control de qué y cuánto escoger para comer. Usted puede disfrutar las comidas de los días festivos y todavía sentirse lo suficientemente bien como para levantarse al día siguiente y hacer su caminata diaria. Continuar sus actividades físicas le ayudará a disfrutar de los días festivos y las celebraciones.

Recuerde que usted está en control de qué y cuánto escoger para comer.

Convirtiendo el sueño en realidad: Cómo una mujer personalizó el plan de nutrición equilibrado de su familia

Marta, 37 años, tiene tres hijos de 3, 6 y 8 años. Ella de manera gradual había subido 25 libras durante sus embarazos y no había podido bajar de peso. Sus hábitos nutricionales se habían convertido en un asunto de conveniencia más que un asunto de decisión consciente. Marta sabía que era momento de cambiar.

Cuando Marta hizo la encuesta, tuvo una puntuación de 150 de los 350 puntos de la sección de nutrición. Ella estaba comiendo menos de media taza de frutas y verduras al día. Aunque ella consumía un promedio de una taza de leche al día, ella tomaba leche entera en lugar de leche descremada. Con frecuencia cocinaba pastas para su familia e intentaba enfatizar los granos enteros, consumiendo aproximadamente dos onzas cada día. Marta sabía que era importante limitar el consumo de dulces, pero comía tres porciones diarias, incluyendo una bebida azucarada y postre después de cada cena.

El puntaje de 150 de Marta la colocó en la categoría de «lista para los beneficios de un estilo de vida más equilibrado» de nutrición. Ella había determinado tomar pasos pequeños para mejorar su balance nutricional. Marta escogió agregar una práctica de nutrición equilibrada cada semana por cinco semanas. Durante la primera semana, compró frutas frescas y las puso sobre la mesa para que ella y su familia pudieran decidir tomar una fruta como su primera decisión de un bocadillo. Durante la segunda semana, comenzó a aumentar su consumo de verduras. Incluía una ensalada y verduras en cada cena que preparaba.

Buscar el equilibrio significa hacer cambios graduales para llegar a una perspectiva saludable de comer que pueda mantener toda la vida.

En la tercera semana Marta comenzó a utilizar leche baja en grasa en su cereal del desayuno. En la cuarta semana, se concentró en comprar productos integrales, particularmente pasta y roscas integrales. Finalmente, en la quinta semana, hizo un esfuerzo por comer dulces sólo en ocasiones especiales. Sustituyó los refrescos azucarados con agua o jugos de verduras.

Después de cinco semanas, esos cambios habían aumentado su puntuación de nutrición en el Índice de Vida Equilibrada de 150 a 270 puntos, colocándola firmemente en la categoría de «bien». Ella aumentó su puntuación total del IVE de su nivel anterior de 520 a 640. Al final de las cinco semanas, la nutrición diaria de Marta era más equilibrada y ella se sentía confiada de que varios cambios pequeños adicionales la ayudarían a alcanzar todas sus metas.

Personalice su plan de nutrición equilibrado

Antes de escribir los pasos actuales que usted va a tomar para lograr una mejor nutrición, recuerde tres aspectos muy importantes del equilibrio:

▲ El equilibrio en la nutrición tiene que ver con comer bien y placenteramente mientras incluye todos los nutrientes que necesita para su salud y bienestar.

▲ El equilibrio en la nutrición es una meta a largo plazo. Buscar el equilibrio significa hacer cambios graduales para llegar a una perspectiva saludable de comer que pueda mantener toda la vida.

▲ El equilibrio en la nutrición tiene que ver con la realidad, su realidad. Si usted no escoge estrategias que calcen con la realidad de su vida, entonces sólo se está engañando y sufrirá frustración y decepción. Si escoge bien, usted logrará fácilmente alcanzar los cambios que desea.

Usted puede escoger trabajar en un paso de acción cada semana, hasta que se convierta en un hábito y la siguiente semana agregar el próximo paso de acción.

Si usted siente que toda su vida nutricional necesita una reforma y usted es el tipo de persona que le gusta hacer muchos cambios al mismo tiempo, usted puede comenzar siguiendo el plan de alimentos de dos semanas en la página 167.

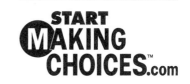

Al final de las dos semanas, usted puede diseñar su propio plan de alimentación (o repetir otra vez el plan de dos semanas) o suscribirse al plan semanal individual de comidas en StartMakingChoices.com. La inscripción es gratis y después que usted haya llenado su información personal, cada semana del programa le provee un nuevo menú hecho a la medida. ¿No le gusta el plan recomendado? Usted puede hacer uno que calce con su perfil individual. El sitio ofrece recetas nutritivas, además hay una variedad de ideas de bocadillos sabrosos. En tanto que vaya registrando los alimentos que ha comido, puede monitorear cómo le va con su plan. Los blogs en el sitio le darán perspectivas de expertos y consumidores acerca de la nutrición.

SU PLAN: Plan de nutrición equilibrado

Utilizando la hoja de trabajo para el establecimiento de metas al final de este capítulo, escriba tres metas específicas de nutrición, en orden de prioridad. Puede ser algo así:

1. Tomar más agua.
2. Reducir el número de comidas rápidas.
3. Tomar un desayuno saludable.

Para cada uno de ellos, piense en tres estrategias o pasos de acción.

Ejemplos:

1. Tomar más agua.

Estrategia 1: Llevar una botella de agua al trabajo todos los días.
Estrategia 2: Llevar una botella de agua en el auto.
Estrategia 3: Tomar agua en el almuerzo y la cena.

2. Reducir el número de comidas rápidas.

Estrategia 1: Mantener bocadillos saludables en el auto.
Estrategia 2: Empacar almuerzos saludables para llevar al trabajo.
Estrategia 3: Mantener en el refrigerador una cantidad de guisos hechos en casa para momentos cuando uno esté muy ocupado para cocinar.

3. Tomar un desayuno saludable.

Estrategia 1: Comprar alimentos para el desayuno cuando vaya de compras.
Estrategia 2: Levantarse diez minutos antes.
Estrategia 3: Saber con anticipación lo que va a tomar de desayuno.

Su plan para una vida equilibrada
Hoja de trabajo para el establecimiento de metas: Nutrición

Meta 1:

Estrategia: _____

    Pasos de acción: _____

Estrategia: _____

    Pasos de acción: _____

Estrategia: _____

    Pasos de acción: _____

Meta 2:

Estrategia: _____

    Pasos de acción: _____

Estrategia: _____

    Pasos de acción: _____

Estrategia: _____

    Pasos de acción: _____

Meta 3:

Estrategia: _____

    Pasos de acción: _____

Estrategia: _____

    Pasos de acción: _____

Estrategia: _____

    Pasos de acción: _____

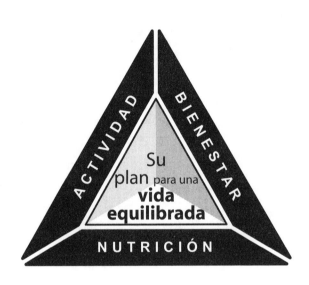

Su Plan de Actividad Equilibrada

Nuestros cuerpos fueron diseñados para estar en movimiento. Una vida activa es una vida saludable. Sin embargo, la actividad con frecuencia es un componente ignorado de un estilo de vida saludable y equilibrado.

En medicina, con frecuencia decimos que no hay varitas mágicas para mejorar la salud o prevenir y curar las enfermedades. La actividad, sin embargo, es lo más cercano a esa «varita mágica». Un médico colega dijo una vez que si la actividad fuera una píldora, ¡sería el medicamento más poderoso e importante jamás hubiese sido desarrollado!

Sabemos que cuando las personas se vuelven más activas físicamente, se sienten mejor con ellas mismas y como derivado tienen muchos beneficios de salud, tales como un menor riesgo de enfermedades del corazón, presión arterial alta, diabetes, cáncer y una habilidad de controlar el peso. Las personas físicamente activas generalmente sufren menos de depresión, son más felices y simplemente parecen aprovechar mejor la vida.

Mi pasión por la actividad física surge no sólo de experimentar los muchos beneficios en mi propia vida, sino también de observar el impacto transformador en los pacientes y participantes de los estudios de investigación. Uno de los primeros trabajos que tuve como cardiólogo en la Escuela de Medicina de la Universidad de Massachussets fue la dirección del Programa de Rehabilitación Cardiaca. Debido a ello pude ver muchos beneficios emocionales y físicos que los pacientes que se recuperaban de ataques al corazón obtenían con los programas de caminatas. Mi equipo de investigación en el Instituto de Estilos de Vida Rippe hizo una serie de estudios acerca de las caminatas que provee evidencia sólida y científica de los muchos beneficios de caminar.

La mayoría de las personas sabe que debe hacer más actividad física, pero muchos se frustran tratando de hacerlo. Este capítulo le ayudará a encontrar formas en las cuales usted puede ser más activo.

¿Qué es una actividad equilibrada?

Queremos vivir al máximo todos los días, dando lo mejor de nosotros, física y mentalmente. Queremos poder hacer todas las tareas y actividades de la vida de manera segura y dinámica no solamente hoy sino también en todas las etapas de nuestra vida. La capacidad de funcionar bien requiere un acondicionamiento cardiovascular, músculos fuertes, flexibilidad, movilidad, equilibrio y coordinación.

> *La capacidad de funcionar bien requiere un acondicionamiento cardiovascular, músculos fuertes, flexibilidad, movilidad, equilibrio y coordinación.*

Su Plan de Actividad Equilibrada incluye programas para varios tipos de actividad que usted puede usar para adquirir salud y acondicionamiento: actividad aeróbica, entrenamiento de fuerza y entrenamiento de flexibilidad. También hablaremos de cosas que hacer en nuestro tiempo libre y en las actividades recreativas.

Observemos los componentes integrados de nuestra Pirámide de Actividad Equilibrada, basada en las recomendaciones de los Centros de Control de Enfermedades y del Colegio Estadounidense de Medicina Deportiva.

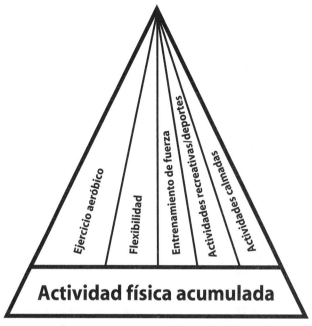

PIRÁMIDE DE ACTIVIDAD EQUILIBRADA

Una base de actividad diaria regular. Estar activo significa tener actividades moderadas durante todo el día. La meta principal es acumular treinta minutos o más de actividad moderadamente intensa en la mayoría de los días de la semana. Ser más activo durante el día se convierte en un gran fundamento para desarrollar un acondicionamiento total mediante actividades planeadas adicionales.

La actividad aeróbica. La actividad aeróbica, también llamada cardioactividad, involucra el uso repetitivo de los músculos más grandes del cuerpo para aumentar el ritmo del corazón y el consumo del oxígeno (es por eso que se llama aeróbico ya que literalmente significa «en la presencia del aire»). Al aumentar el acondicionamiento de muchos sistemas corporales, la actividad aeróbica le ayuda a protegerse contra la enfermedad. Nuestro Plan de Caminatas Equilibrado le ayuda a acumular una actividad regular y a desarrollar un acondicionamiento aeróbico. Y todos pueden hacerlo: comienza con una caminata de diez minutos.

Entrenamiento de fuerza. El entrenamiento de fuerza, también conocido como ejercicio de resistencia, le permite desarrollar músculos

Lo que la actividad regular puede hacer por usted

Los siguientes son algunos de los muchos beneficios que usted puede tener cuando se mantiene activo. La actividad regular:

▲ Aumenta el acondicionamiento cardiovascular.

▲ Mantiene los músculos, los huesos y las articulaciones bien acondicionadas, fuertes y capaces de funcionar correctamente.

▲ Impulsa la energía física y la resistencia.

▲ Ayuda a mantener y a desarrollar una masa muscular sin grasa, lo cual impulsa el metabolismo y le ayuda a controlar mejor su peso.

▲ Reduce el riesgo de desarrollar muchas enfermedades crónicas, incluyendo enfermedades del corazón, apoplejía, presión arterial alta, desórdenes del lípido (colesterol), diabetes tipo 2 y ciertos tipos de cáncer y le ayuda a controlar muchas de estas mismas condiciones si ya las tiene.

▲ Aumenta el ánimo y le ayuda a prevenir la ansiedad y la depresión.

▲ Ayuda a controlar y a liberar la tensión.

▲ Puede ayudar a preservar la función cognoscitiva a medida que envejecemos.

▲ Mejora la apariencia física.

fuertes y una masa muscular sin grasa. Los ejercicios comunes de entrenamiento de fuerza incluyen levantamiento de pesas y calistenia y pueden realizarse en la casa o en un gimnasio. Ya que el tejido muscular sin grasa es el motor metabólico del cuerpo, el entrenamiento de fuerza le ayuda a controlar su peso. Los músculos fuertes también contribuyen al equilibrio y su capacidad de hacer actividades tales como cargar los abarrotes, o llevar una silla vieja para regalar a una tienda de segunda. Los músculos fuertes también le ayudan a no quedarse atrás con los niños y los nietos.

Flexibilidad. Mantenerse flexible es muy importante para mantener un acondicionamiento funcional y un rango de movimiento en todas las partes de su cuerpo; le ayuda a prevenir lesiones y caídas porque mejora su equilibrio. Los ejercicios de flexibilidad también son una buena forma de calentar antes de una sesión aeróbica o de resistencia y a relajarse después del ejercicio. Y ese tiempo que utilice haciendo los ejercicios de flexibilidad puede aumentar la conexión mente-cuerpo a la vez que libera la tensión.

Actividades recreativas y deportivas. Las actividades

recreativas ocupan una pequeña parte en la Pirámide de Actividad Equilibrada ya que su propósito principal no es desarrollar un acondicionamiento físico.

Sin embargo, la mayoría de las actividades recreativas son sociales; le conectan con los demás y le dan beneficios a su bienestar emocional. Actividades como el tenis, los picnics familiares, el softball, escalar montañas y andar en canoas son algunos ejemplos de actividades recreativas. La alegría que se obtiene en una actividad recreativa puede contribuir a un enfoque general equilibrado de la actividad.

Actividades tranquilas. Las actividades tranquilas tienen la zona más pequeña de la pirámide, algo así como los aceites en los grupos de alimentos de MiPirámide. Pero de la misma forma que los aceites saludables en la cantidad correcta son buenos para usted, así también lo son las actividades más tranquilas y sedentarias como mirar la televisión, jugar videojuegos, o disfrutar un juego de mesa. Estas actividades tranquilas pueden también contribuir a un bienestar personal, siempre y cuando no sean las únicas actividades que haga.

La actividad física puede acumularse durante todo el día.

Cuánta actividad necesita usted

Un panel de los Centros para el Control y la Prevención de Enfermedades y del Colegio Estadounidense de Medicina Deportiva, donde participé, estudió la literatura científica en esta área y presentaron una recomendación básica que ha sido adoptada ampliamente en muchas organizaciones de salud:

Cada adulto estadounidense debe acumular treinta minutos o más de actividad física moderadamente intensa, en la mayor parte, preferiblemente todos, los días de la semana.[1]

Hay dos palabras claves en esta recomendación: *acumular* y *moderada*. La actividad física puede acumularse durante todo el día, en períodos de tiempo tan pequeños como diez minutos, siempre y cuando la cantidad acumulada de actividad sea treinta minutos o más. La palabra moderada significa el nivel de intensidad entre una actividad ligera y una actividad intensa. Esto significa realizar actividades que requieran más que sólo la actividad casual pero menos que una actividad que lo deje sin aire. Una caminata dinámica es un ejemplo clásico de una actividad moderada, un paseo casual al centro comercial sería considerado una actividad ligera y una caminata competitiva sería considerada un ejercicio intenso.

Entonces lo importante es que usted tenga una meta básica de acumular treinta minutos o más en la mayoría de los días a una intensidad moderada. Metas más grandes como el acondicionamiento óptimo, la fortaleza o la flexibilidad requerirán actividades adicionales de las que hablaremos más adelante en este capítulo.

Acomode más actividad en su vida

Quizás usted esté pensando: «¿Cómo puedo hacer tiempo para acomodar más actividad física si tengo muchas otras demandas frente a mí?» Todos vivimos bajo la presión del tiempo.

Pero si usted analiza cuidadosamente su vida, podrá encontrar pequeños momentos donde acumular y aumentar la actividad, y en poco tiempo, usted podrá lograr acomodar treinta minutos en la mayoría de sus días. Las siguientes son algunas formas prácticas de incorporar más actividad en su vida diaria. Con frecuencia se les llama «actividades incidentales».

Alrededor de la casa y el jardín

- ▲ Cortar madera
- ▲ Limpiar el baño y la cocina
- ▲ Limpiar el garaje o el ático
- ▲ Limpiar las canaletas
- ▲ Limpiar las ventanas
- ▲ Desempolvar
- ▲ Trabajar en el jardín, escarbar, plantar, extraer la mala hierba
- ▲ Colgar fotos o pinturas
- ▲ Limpiar el piso

- ▲ Cortar el césped
- ▲ Recoger la basura
- ▲ Jugar con los niños o los nietos
- ▲ Jugar con la mascota
- ▲ Pintar dentro o fuera de la casa
- ▲ Usar el rastrillo
- ▲ Redecorar
- ▲ Reparar; hacer trabajos pequeños
- ▲ Restregar
- ▲ Palear la nieve
- ▲ Mantenerse de pie cuando se habla por teléfono; caminar si habla mediante un teléfono celular o un teléfono portátil
- ▲ Barrer el piso y pasadizos
- ▲ Ir de vacaciones donde pueda mantenerse activo
- ▲ Pasar la aspiradora
- ▲ Llevar al perro a pasear
- ▲ Caminar o ir en bicicleta a visitar a un amigo (en vez de manejar)
- ▲ Caminar a la escuela
- ▲ Lavar y encerar el auto
- ▲ Ebanistería: construir estantes

De camino al trabajo y en el trabajo

- ▲ Un estiramiento o calistenia leve en los ratos de descanso
- ▲ Ir en bicicleta al trabajo
- ▲ Bajar del autobús o del tren una o dos paradas antes para caminar el resto del viaje
- ▲ Estacionarse en la parte más lejana del estacionamiento para caminar a la oficina
- ▲ Ponerse de pie cuando habla por teléfono y quizás ponerse de puntillas
- ▲ Usar las escaleras en vez del ascensor
- ▲ Caminar por el pasillo de vez en cuando para hablar con un compañero de trabajo en vez de utilizar el correo electrónico o el teléfono
- ▲ Caminar para ir al trabajo o almorzar
- ▲ Caminar diez minutos durante la hora del almuerzo

▲ Caminar mientras se está pensando en un proyecto con un compañero de trabajo

Actividades recreativas

▲ Bádminton

▲ Billar

▲ Navegar

▲ Boliche

▲ Canotaje (lento)

▲ Croquet

▲ Ciclismo (lento)

▲ Bailar

▲ Pescar

▲ Escalar (sin llevar peso)

▲ Nadar (lento)

▲ Caminar (5 km/h)

▲ Ping pong

Estrategias para añadir más actividad a su día

Los siguientes son algunos consejos útiles:

Haga una cita con usted mismo. Escribir una hora y un lugar específico para su actividad en su agenda hace una gran diferencia. Le ayuda a saber exactamente cuando va caminar, correr o nadar.

Si usted hace que la actividad física sea una prioridad, usted será más feliz, tendrá más energía.

Incluya a su familia y amigos. Utilizar su actividad como un tiempo para estar con la familia o los amigos puede hacer no sólo que sea más placentero, sino también que lo siga haciendo.

Recuerde las palabras «acumular» y «moderada». Encuentre formas donde usted pueda acumular pequeños períodos de actividad a través del día.

Además, no permita que sea algo extenuante. La actividad moderada es todo que se necesita para generar casi todos los beneficios de la salud.

Varíe su actividad. La variedad le da sabor a la vida; y lo mismo sucede con la actividad. Varíe su actividad para mantenerla fresca e interesante.

Esté preparado. Tenga el equipo adecuado. Esto significa tener un buen par de tenis o un traje térmico para el clima frío. Si usted tiene que utilizar zapatos de vestir para trabajar, mantenga un par de zapatos tenis en su oficina. Lleve consigo un par de tenis cuando vaya a un viaje de negocios. Si su negocio dura más de un día, reserve un hotel que tenga una piscina bajo techo o un gimnasio.

Haga que su actividad sea divertida. No se estanque haciendo el programa de actividad de otra persona. Encuentre cosas que disfrute hacer y particularmente aquellas que pueden ser divertidas en familia.

Aproveche el día. De vez en cuando muchos de nosotros sufrimos con dejar las cosas para después. Si usted piensa en formas en las que puede agregar más actividad a su día, es más probable que lo haga.

Decida el orden de prioridades. Recuerde, ¡usted vale la pena el esfuerzo! Aunque existen muchas otras demandas en su vida, si usted hace que la actividad física sea una prioridad, usted será más feliz, tendrá más energía y podrá hacer mejor el trabajo y las diferentes tareas que necesita hacer cada día.

Gratifíquese usted mismo. Felicítese por tener el valor de salir y buscar más actividad física. Después de la primera semana, cómprese un disco compacto para celebrar su aumento de actividad. Después del primer mes, quizás quiera comprarse un reproductor MP3. ¿Entiende? Dése una recompensa por aumentar su actividad.

Desarrolle un estilo de vida más activo

Durante el proceso de realizar más actividad, recuerde que no es necesario poner su vida de cabeza. Empiece con pasos pequeños. Ya mencioné antes que el Programa de Caminata Equilibrada comienza con una caminata de diez minutos.

Es mejor desarrollar la actividad física siguiendo una secuencia. A menos que ya esté inscrito en alguna actividad aeróbica regular (tal como caminatas, trotar, ciclismo, o un programa de natación) al menos tres días a la semana, comience con una actividad aeróbica y no con un entrenamiento de resistencia. En tanto que camina o hace otra actividad aeróbica, comenzará a utilizar algunas de las rutinas de estiramiento en el programa equilibrado de flexibilidad. Cuando su actividad aeróbica o caminata esté bien establecida, comience entonces con el entrenamiento de resistencia o de flexibilidad, o ambas. También puede utilizar los programas en línea de actividad física en

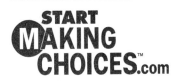

StartMakingChoices.com, que tiene un calendario en línea para sus actividades y un registro personal de monitoreo.

Observe la sección de actividad de su Índice de Vida Equilibrada. Comencemos leyendo las dos primeras preguntas.

▲ *Durante un día promedio, ¿cuánta actividad total incidental acumuló?*

▲ *¿Cuantos días de la semana pasada usted usó para participar en una actividad física planeada tal como caminar, trotar o nadar?*

Si su respuesta es menos de treinta minutos al día en una actividad acumulada y menos de tres días de actividad planeada, entonces usted necesita comenzar con estos objetivos:

▲ Encontrar formas de ser más activo durante el día.

▲ Comenzar un programa regular de caminatas (u otro programa de ejercicio aeróbico), o ampliar su programa actual al menos a tres días a la semana.

Si usted ya está haciendo entrenamiento de resistencia o de flexibilidad tal como calistenia, pesas o bandas de resistencia o entrenamiento de pesas usando máquinas o pesas solas, entonces usted necesita agregar una actividad aeróbica. El entrenamiento de resistencia no desarrolla comúnmente un acondicionamiento adecuado. Además, dependiendo de su programa de ejercicios, usted puede estar ignorando la flexibilidad. Su programa de actividad debe contener actividades aeróbicas de resistencia y de flexibilidad.

Si usted ya está haciendo ejercicios como Pilates o yoga, usted está desarrollando ambas cosas, fortaleza y flexibilidad (sin mencionar también que está obteniendo beneficios para su mente y su cuerpo y para su bienestar personal). Muchos programas de Pilates y de yoga, sin embargo, no elevan el ritmo cardiaco lo suficiente o el suficiente tiempo como para desarrollar un acondicionamiento cardiovascular adecuado. Le recomiendo agregar otra actividad aeróbica o una caminata regular. Un entrenamiento aeróbico además de actividades como Pilates o yoga conforman un programa de actividad integral.

Si usted ya está haciendo todas esas tres, genial. En este caso, analice sus puntuaciones del IVE para ver cuáles áreas necesita fortalecer. Si usted respondió 50 ó 70 a todas las preguntas, siga adelante, gratifíquese y vaya a trabajar en el área de nutrición y bienestar. De otra forma, escriba en un papel dónde quiere hacer ajustes para obtener una mejoría.

Antes de pasar a ver las diferentes opciones de su plan de actividad, anote su principal prioridad en la hoja de trabajo para el establecimiento de metas al final de este capítulo.

Del pensamiento a la acción: cómo una pareja agregó más actividad física

Stacy y Mike son padres de un niño de nueve años y de una niña de siete años. Ambos tienen trabajos de tiempo completo, sirven en la iglesia y manejan las múltiples actividades de sus hijos. Como resultado de todas estas demandas, Stacy y Mike nunca habían podido comprometerse a un programa de actividad física regular. Aunque intentaban caminar al menos dos veces por semana como familia, sabían que si agregaban una mayor actividad cardiovascular y entrenamiento de resistencia tendrían más energía para sus vidas ocupadas. Cuando tomaron el IVE, se sorprendieron al darse cuenta que tenían un promedio de tres horas cada noche frente de la televisión o la computadora. En la sección de actividades del IVE, ambos obtuvieron una puntuación poco mayor a los 100 puntos.

Stacy y Mike decidieron esforzarse como pareja por aumentar su actividad física.

Primero, se esforzaron y acumularon más actividad incidental. Mike comenzó a estacionarse a dos cuadras de la oficina. Segundo, comenzaron el Programa de Caminata Equilibrada y gradualmente iban a caminar cuatro o cinco días a la semana. También añadieron actividades de la temporada que podían hacer con sus hijos, tales como ciclismo y natación. Añadieron el Programa de Entrenamiento de Resistencia Equilibrada en el cuarto mes de su campaña.

Aumentaron sus ejercicios de flexibilidad agregando el Programa de Flexibilidad Equilibrada en el quinto mes.

Después de cinco meses, la puntuación de actividad de Stacy y Mike en su IVE aumentó a poco menos de 300 puntos, poniéndose en la categoría de equilibrio excelente. La puntuación general de su IVE aumentó de 650 a poco menos de 800, justo para pasar del equilibrio bueno al excelente. Mike se sorprendió lo fácil que fue acomodar estos cambios pequeños en su vida. También descubrió que ser más activo físicamente liberaba su tensión. Stacy descubrió que ser activa le ayudaba a dormir mejor en las noches. Estimulados por su triunfo, Stacy y Mike eligieron tener un mejor equilibrio en su bienestar personal como el próximo desafío familiar.

> *Su programa de actividad debe contener actividades aeróbicas de resistencia y flexibilidad.*

Actividad aeróbica

Para la mayoría de las personas que comienzan un programa regular, las caminatas de acondicionamiento son una actividad aeróbica excelente. En estudios de investigación donde participan miles de personas, más de 80% ven una mejoría significativa en su acondicionamiento cardiovascular simplemente utilizando la caminata de acondicionamiento.

¿Por qué llamarlo un acondicionamiento cardiovascular?

Cuando hacemos ejercicio aeróbico regular todo nuestro sistema cardiovascular, no sólo el corazón sino también las arterias, las venas y sistema pulmonar se adaptan para enfrentar esos desafíos. Como resultado, nuestra habilidad para hacer una actividad aumenta. Es este aumento en nuestra capacidad de hacer ejercicios lo que mejora nuestro «acondicionamiento cardiovascular». Nos preocupamos por el acondicionamiento cardiovascular porque sus niveles son altamente predecibles de una salud de general.

La caminata conlleva tremendas virtudes porque la persona se siente cómoda, requiere poco equipo y es algo que puede acomodarse en casi cualquier parte del día.

Si su sistema cardiovascular no está en forma y está en muy mala condición, usted tiene un riesgo mucho mayor de muchos problemas de la salud.

Otras formas de ejercicio aeróbico

Yo recomiendo la caminata como el ejercicio aeróbico principal. Si usted ha sido sedentario, necesita comenzar lentamente y caminar es una actividad leve para las articulaciones además de fácil de hacer. Para la vasta mayoría de las personas, una caminata conlleva tremendas virtudes porque la persona se siente cómoda, requiere poco equipo y es algo que puede acomodarse en casi cualquier parte del día. Pero muchas otras formas de ejercicio aeróbico también le darán múltiples beneficios a su salud. Si busca variedad usted puede usar una segunda o tercera actividad además de caminar, una práctica llamada entrenamiento mixto. O quizás desee sustituir la caminata con una actividad totalmente diferente.

Trotar. Trotar es una forma excelente de mejorar el acondicionamiento cardiovascular y puede hacerlo casi en cualquier lugar. Quizás desee mezclarlo o combinarlo con otras actividades como la natación y la caminata. Es importante calentar y estirarse correctamente. Trotar exige más presión de los huesos y articulaciones que caminar, por tanto necesitará unos buenos zapatos deportivos para trotar (no son iguales que los zapatos para caminar) para disminuir el impacto y el potencial de una lesión. Si usted está comenzando un programa de actividad regular, empiece poco a poco hasta llegar a trotar. No comience a trotar hasta que pueda caminar al menos treinta minutos con un paso dinámico cuatro o cinco veces a la semana.

Ciclismo. Andar en bicicleta, ya sea al aire libre o bajo techo, es una forma excelente de ejercicio cardiovascular con un impacto muy bajo. Algunas personas no se sienten cómodas montando bicicleta porque requiere inclinarse y apoyarse en el manubrio. Sin embargo, usted puede encontrar bicicletas que tienen manubrios que no requieren mucha inclinación. O quizás prefiera montar bicicletas de montaña. Las bicicletas de ahora son más livianas y el mecanismo de cambios es mucho más sencillo que el que teníamos cuando éramos niños.

Si usted maneja bicicleta al aire libre, siempre use un casco. Los cascos pueden prevenir un promedio de 85% de las muertes de ciclistas causadas por lesiones en la cabeza. Si usted compra una bicicleta estacionaria, escoja una cómoda que sea fácil de usar, quizás sea bueno visitar un gimnasio para probarlas antes.

También puede encontrar algunas que se conectan a computadoras y tienen programas que no sólo registran su actividad, sino también que le dejan «verse» manejando en varios terrenos.

Natación. La natación es un ejercicio excelente para las extremidades superiores e inferiores del cuerpo. Ya que el agua soporta el peso, la natación tiene un impacto muy bajo. El agua también provee resistencia, lo que ayuda a desarrollar fortaleza así como acondicionamiento. Para tener beneficios verdaderamente buenos, se necesitará un cierto grado de habilidad, pero también puede tomar lecciones de natación. Y muchas personas no tienen acceso a una buena piscina, tal como la piscina de una escuela, de un gimnasio, de la YMCA, o la de una universidad. El hecho de viajar largas distancias hasta una piscina puede disminuir seriamente el deseo de seguir con esta forma de ejercicio.

Entrenadores elípticos. El entrenador elíptico es relativamente un nuevo equipo de ejercicio que es una mezcla entre caminar y andar en bicicleta. Usted está de pie y mueve sus pies siguiendo un patrón elíptico. Es una excelente forma de bajo impacto de acondicionamiento aeróbico.

Remar, esquiar a campo traviesa y sus equivalentes electrónicos. Remar y esquiar a campo traviesa son actividades aeróbicas excelentes y también acondicionadores geniales para todo el cuerpo. Si usted está cerca de un lago o de senderos a campo traviesa y tiene las habilidades para hacer estos deportes, éstas son grandes actividades. Existen máquinas de remar y de esquiar que duplican los movimientos de estos deportes relativamente bien, pero máquinas mal diseñadas pueden ser un riesgo mayor de lesión, así que pida consejo a los gimnasios, o haga alguna investigación en línea antes de comprar una de estas máquinas.

Otras actividades. Otras formas de actividad aeróbica incluyen las danzas aeróbicas, patinaje en línea y patinetas. Todas estas actividades utilizan grupos de músculos grandes en forma repetitiva. Escoja la que más disfrute, o mejor aun, escoja un grupo de ellas y varíe la actividad de un día al otro. Esto hará que su programa de ejercicios aeróbicos se mantenga lozano.

Entrenamiento de resistencia

Una vez que la actividad aeróbica se ha convertido en parte de su rutina diaria, usted puede agregar ejercicios de fortaleza y flexibilidad para equilibrar su acondicionamiento funcional en general.

El entrenamiento de resistencia, particularmente en combinación con el entrenamiento aeróbico, es una de las mejores decisiones de salud que usted puede tomar. Sin embargo, muy pocas personas realizan entrenamiento de resistencia, probablemente menos del cinco por ciento de la población adulta de Estados Unidos. Pienso que es porque la mayoría de las personas piensan que tendrían que levantar grandes pesas, dedicarse al fisiculturismo y visitar los gimnasios de manera frecuente. Pero todos podemos hacer entrenamiento de resistencia y lo podemos hacer en la casa. Los beneficios son enormes.

SU PLAN AERÓBICO:
El Programa de Caminata Equilibrada

Todos sabemos que la caminata es algo básicamente sencillo. Después de todo, ¡todos lo hemos hecho desde que fuimos bebés! Sin embargo, algunas instrucciones aumentarán su beneficio y harán que la caminata sea aun más sencilla.

El calendario fácil de usar del Programa de Caminata Equilibrada le ayuda a pasar de un estilo de vida sedentario a uno activo en el cual usted está caminando dinámicamente por treinta minutos al menos cinco días a la semana. Si usted camina más de diez minutos la mayoría de los días, comience con la semana más cercana a su nivel de actividad. Usted también puede adaptar su programa a otras actividades físicas.

Equipo necesario: Zapatos tenis para caminar y ropa cómoda apropiada al clima.

Consejo: Si usted no desea caminar al aire libre cuando el clima no lo permite (muy caliente, lluvioso, frío o nevado), encuentre algún local bajo techo donde pueda caminar, tal como un centro comercial o mézclelo con actividades como ciclismo bajo techo, natación etc.

Utilizando el programa

1. **Comience lentamente.** Si usted no ha estado siguiendo un programa formal de actividad, le recomiendo que comience con la semana uno. Si usted ya está caminando de manera regular, escoja el nivel de la semana que combine con su actividad actual. Usted puede avanzar o retroceder tanto como sea necesario.

2. **Intensidad.** La primera columna presenta el nivel de intensidad de cada caminata por semana. Intensidad «ligera» indica un paso de caminata que es más dinámico pero no ejerce presión; este paso es probablemente el más cercano a la forma natural de caminar. La intensidad «moderada» es un nivel o dos más alto que «ligera»; su respiración y su percepción del ejercicio aumentan pero todavía puede hablar normalmente. La intensidad «dinámica» es un nivel o dos más alto que «moderada»; su ritmo de respiración y su percepción del ejercicio aumentan pero todavía no le falta aire.

3. **Calentamiento y enfriamiento.** Comience siempre su caminata (o sesión de actividad) calentando y al final enfriando los músculos. Para calentar, sencillamente camine a un paso ligero por tres o cuatro minutos antes de comenzar la sesión, y para enfriar puede hacer lo mismo. Después que comience el programa de estiramiento, lo puede usar para calentar o para enfriar.

El Programa de Caminata Equilibrada

Minutos de caminata por día

Semana	Intensidad	Lun	Mar	Mier	Jue	Vie	Sab	Dom
1	Ligera	10		10		10		
2	ligera-moderada	10		10		10		
3	ligera-moderada	12		12		12	(10)	
4	moderada	12		12		12	(12	
5	moderada	15		12		15	(12)	
6	moderada	15		15		15		(15)
7	moderada-dinámica	15		15	(12)	15		
8	moderada-dinámica	15		15		15	15	
9	moderada-dinámica	18		18		18		15
10	dinámica	15		18		18	15	
11	dinámica	18		18		18		18
12	dinámica	20		18		20		18
13	dinámica	20		20	(15)	20		20
14	dinámica	20		22		20	22	
15	dinámica	22		22	(20)	22		22
16	dinámica	25		22		25	(20)	22
17	dinámica	25		25	20	25		25
18	dinámica	25		27		25		27
19	dinámica	27	(25)	30		27		30
20	dinámica	30		30	30	30		30

Todas las sesiones entre paréntesis () son opcionales.

Usted puede variar los días de la semana para las sesiones de caminata; simplemente mantenga el patrón del calendario de modo que lo hace dejando un día.

Para aumentar la duración de la sesión a más de treinta minutos, continúe aumentando minutos gradualmente, pero no más de 10 a 20% por semana.

Adapte el programa de caminata a otras actividades

Si desea variar, usted puede escoger otras actividades alternativas tales como el ciclismo o la natación junto con la caminata. O quizás prefiera una actividad alterna principal. Los siguientes son algunos consejos para adaptar esas actividades al calendario:

Ciclismo (al aire libre): Si anda en terreno nivelado, aumente el tiempo en períodos de cinco minutos, en otras palabras comience su actividad con ciclismo de quince minutos en lugar de diez minutos. Si anda en terreno inclinado, disminuya el tiempo en períodos de cinco minutos o tome descansos de un minuto dentro de la sesión tanto como sea necesario.

Ciclismo (estacionario bajo techo): Use la misma duración para las sesiones, y aumente gradualmente la resistencia establecida para simular un ritmo moderado o dinámico.

Entrenadores elípticos: Los entrenadores elípticos varían ampliamente en las características que ofrecen. Utilice los períodos de tiempo del calendario de entrenamiento y aumente gradualmente la resistencia o la inclinación cada semana para mantener el nivel de intensidad indicado.

Trotar: Trotar es una actividad de alto impacto que puede causar tensión en las articulaciones. No comience trotando hasta que usted camine, de manera dinámica, treinta minutos, cuatro o cinco veces a la semana y utilice zapatos deportivos adecuados. Comience trotando gradualmente. Una buena forma de comenzar es trotando un minuto (o 100 pasos), luego camine dos minutos (o sea 200 pasos). Gradualmente añada minutos o pasos. Continúe tomando descansos en la caminata tanto como sea necesario. Que no sea algo doloroso.

Máquinas de esquí o de remar: Disminuya el tiempo indicado en períodos de cinco minutos en cada sesión o tome momentos de descanso: Reme por cinco minutos, descanse uno, reme otros cinco minutos. Repita el nivel de cada semana dos veces.

Natación: Use la misma duración, pero cuando comience, no intente nadar diez minutos de manera continua. Nade cinco minutos, descanse uno, nade otros 5 minutos. Aumente la duración de su nado continuo de manera gradual. Repita el patrón de la semana si es necesario. El estilo recomendado para la natación de acondicionamiento es lo que se conoce como estilo libre. También puede variar los estilos.

Máquinas caminadoras: Las máquinas caminadoras varían ampliamente en las características que presentan. Utilice los períodos de tiempo del calendario de entrenamiento; aumente gradualmente la velocidad o la inclinación cada semana para mantenerse en el nivel de intensidad indicado.

Los múltiples beneficios del entrenamiento de resistencia

Mantener o desarrollar músculos fuertes y flexibles les da muchos beneficios a todos los adultos. La investigación sobre los beneficios del ejercicio de resistencia es tan abrumadora que en los noventa, el Colegio Estadounidense de Medicina Deportiva revisó sus recomendaciones de ejercicio para incluir el entrenamiento de resistencia y el ejercicio aeróbico como parte de un enfoque completo para una vida saludable.

> *Las personas que hacen acondicionamiento aeróbico y entrenamiento de resistencia pueden aumentar su masa muscular sin grasa al mismo tiempo que pierden grandes cantidades de grasa.*

Mantiene el tejido muscular sin grasa. A menos que nos mantengamos físicamente activos y hagamos que los músculos trabajen, al ir envejeciendo tendemos a perder el tejido muscular sin grasa. El entrenamiento de resistencia mantiene y desarrolla la masa muscular, manteniendo el metabolismo alto e impulsando el acondicionamiento funcional.

Controla el peso. El entrenamiento de resistencia puede ayudarle con el control de peso. Nuestro laboratorio de investigación ha encontrado que las personas que hacen acondicionamiento aeróbico y entrenamiento de resistencia pueden aumentar su masa muscular sin grasa al mismo tiempo que pierden grandes cantidades de grasa. Sin una actividad permanente, muchas personas pierden la masa muscular sin grasa al ir perdiendo peso y por lo tanto disminuyen su metabolismo. Eso es lo que hace que una persona suba de peso más rápido.

Promueve la salud de los huesos y retrasa la osteoporosis. Muchos estudios muestran que las personas (particularmente las mujeres) que participan regularmente en entrenamiento de resistencia tienen huesos más fuertes y menos osteoporosis.

Ayuda a prevenir las lesiones. Tener músculos fuertes y flexibles disminuye la probabilidad de lesionarse, ya sea durante actividades de la vida diaria o durante actividades recreativas.

Mejora la apariencia física. Las personas que tienen músculos fuertes y flexibles se conducen mejor, a veces tienen una mejor postura y en general tienen una mejor apariencia física.

Aumenta la autoestima. Nuestro laboratorio de investigación ha mostrado un cambio positivo en el ánimo y en la autoestima de las personas que hacen ejercicios de resistencia. En contraste, tener músculos más débiles puede contribuir a la depresión.

> *Los ejercicios de entrenamiento de resistencia deben lograr una intensidad que cause que el músculo casi se fatigue cuando llegue al final de cada conjunto de ejercicios.*

Aumenta el desempeño físico. Un cuerpo más fuerte ayuda a mejorar su rendimiento en las actividades diarias y en los deportes recreativos. Hace unos años, trabajamos con una mujer durante el tour de golf profesional para mujeres y le prescribimos ejercicio de resistencia para cuando la temporada de golf hubiese terminado. En ese corto tiempo, ella había podido aumentar la distancia de sus tiros ¡en más de veinticinco yardas! Este tipo de mejoría es consistente con la clase de resultados que hemos visto en muchos estudios.

Directrices para el entrenamiento de resistencia

Las siguientes páginas le darán unas directrices que le ayudarán a lograr los máximos beneficios dentro de la mayor seguridad.

Calentamiento y enfriamiento. Un buen calentamiento y enfriamiento son esenciales para la eficiencia y la seguridad de un programa de entrenamiento de resistencia. El estiramiento debe ser parte del calentamiento y del enfriamiento; usted puede usar estiramientos apropiados tomados del Programa de Flexibilidad Equilibrada que aparecen más adelante en este capítulo. Su calentamiento y su enfriamiento también deben incluir un ejercicio leve unos tres a cinco minutos antes y después de su rutina de entrenamiento de resistencia. Caminar o andar en bicicleta lentamente es suficiente.

Seleccionar los ejercicios adecuados. Un programa equilibrado de entrenamiento de resistencia incluye ejercicios que fortalecen todos los principales grupos musculares del cuerpo. Su cuerpo tiene diez grupos musculares principales: abdominal, parte inferior de la espalda (región lumbar), pecho (pectorales), parte superior de la espalda (romboides y trapecio), bíceps, hombros (deltoides), tríceps, cuello, parte frontal del muslo (cuadríceps), y parte posterior del muslo (ligamento de la corva). El programa de entrenamiento de resistencia en este libro y los programas en el sitio StartMakingChoices.com están diseñados para ejercitar todos estos grupos musculares.

Hacer ejercicio a la intensidad adecuada. Para obtener mejores resultados, los ejercicios de entrenamiento de resistencia deben lograr una intensidad que cause que el músculo casi se fatigue cuando llegue al final de cada conjunto de ejercicios, esto quiere decir, el punto donde usted apenas pueda levantar la pesa. El Programa de Resistencia Equilibrada logra esta intensidad al aumentar gradualmente las repeticiones.

Seleccionar la velocidad del ejercicio. Usted debe hacer los movimientos de cada ejercicio lo suficientemente lento para que pueda controlarlos durante todo el rango de movimiento. Trabajar lentamente bajo control beneficia más a los músculos y reduce la posibilidad de una lesión a causa de movimientos descontrolados.

Utilizar todo el rango de los músculos. Cada músculo tiene un rango donde es más fuerte. Sin embargo, usted debe hacer cada ejercicio de tal forma que pueda utilizar la técnica correcta en todo el rango del movimiento para cada músculo. Si su músculo no puede levantar todo el peso durante el rango completo del movimiento, eso significa que está levantando demasiado peso.

Frecuencia de entrenamiento de resistencia. De acuerdo con el Colegio Estadounidense de Medicina Deportiva, la frecuencia óptima para los ejercicios de entrenamiento de resistencia es dos o tres veces a la semana y dejando al menos un día de por medio entre ambos. Si usted quiere hacer entrenamiento de resistencia con más frecuencia, le recomiendo alternar los ejercicios, por ejemplo puede hacer los ejercicios de la parte superior del cuerpo un día y los ejercicios de la parte inferior del cuerpo el día siguiente.

Progreso. El Programa de Resistencia Equilibrada se basa en calistenia y utiliza pesas ligeras para la mano y los tobillos. El progreso o el aumento en la resistencia se logra al aumentar el número de repeticiones. Esto está diseñado en su calendario de entrenamiento. Si usted está utilizando mancuernas o máquinas para hacer los programas de StartMakingChoices. com, le recomiendo un ascenso doble. Esto aumenta de manera alternativa el peso o el número de repeticiones. Si usted está utilizando la máquina de ejercicios, usted puede comenzar con 10 repeticiones de 15 libras. Debe mantenerse en las 15 libras hasta que se sienta cómodo al hacer 12 repeticiones. Es allí que aumenta entonces a 16 ó 17 libras y baja la cantidad de repeticiones a diez. ¡No aumente la cantidad de repeticiones o de peso muy rápidamente! Este es el error más común que la mayoría de las personas comenten. Normalmente, cuando está comenzando, su resistencia debe aumentar de 2 a 5% cada semana con un programa de entrenamiento de resistencia bien estructurado.

Respiración. Es importante que usted no aguante la respiración durante los ejercicios de entrenamiento de resistencia, esto puede causar aumentos temporales, pero peligrosos, en la presión de la sangre. Más bien, espire cómodamente cuando está levantando el peso (su cuerpo o la parte de su cuerpo puede ser el peso) y aspire cuando está bajándolo.

Seguridad. Si usted tiene un problema médico significativo, por favor hable con su doctor antes de comenzar cualquier programa. Nunca utilice un equipo de ejercicios que no conozca y siempre comience con bajo peso para determinar dónde se siente cómodo.

Además de seguir todas las directrices mencionadas aquí, quizás quiera buscar un entrenador personal calificado o un profesional de un gimnasio que le ayude a comenzar. Esta persona puede ayudarle a seleccionar el equipo correcto, desarrollar una rutina y enseñarle la técnica adecuada.

SU PLAN DE ENTRENAMIENTO DE RESISTENCIA:

Programa de Fortaleza Equilibrada

Los ejercicios para el Programa de Fortaleza Equilibrada se basan en calistenia, lo cual se puede hacer fácilmente en la casa. Eso significa que el peso, o la resistencia, que usted vaya a utilizar es principalmente el peso de su cuerpo. Sólo tres de los ejercicios utilizan pequeñas pesas para la mano. Al ir progresando, usted puede añadir más peso a las manos y las piernas si lo desea.

Caliente y enfríe antes y después de cada sesión utilizando los estiramientos del Programa de Flexibilidad que comienzan en la página 104 y haga de tres a cinco minutos de ejercicio leve (bicicleta estacionaria o caminata).

Ropa: Ropa cómoda y suelta y zapatos deportivos.

Equipo: Un tapete de ejercicios o un piso alfombrado. Una silla firme que tenga el respaldar recto; un par de mancuernas de una, dos y tres libras (las puede encontrar en tiendas de deportes).

Equipo opcional: Pesas ajustables para las piernas, de una a diez libras.

Más información: Visite StartMakingChoices.com si desea más información de cómo hacer estos ejercicios de entrenamiento de resistencia, ilustraciones y videos.

Ejercicios para la parte superior del cuerpo

A. Ejercicio matutino. Parado con los pies a una distancia poco mayor que la distancia entre los hombros. Mantenga su espalda recta y sus brazos estirados o en sus caderas, doble las caderas/su cintura hasta que su torso se encuentre paralelo al piso; luego regrese a la posición inicial. Cuando el torso se encuentre paralelo al piso, su cabeza debe estar viendo hacia arriba, mirando directamente al frente suyo. Debe sentir este ejercicio en la parte baja de la espalda y en los ligamentos de la corva.

B. Lagartijas comunes o modificadas. Coloque las manos en el suelo con una distancia igual a la de sus hombros y la punta de los pies en el piso detrás suyo. Manteniendo su espalda recta (usando los músculos

95

abdominales y de la espalda) baje lentamente hasta que su cintura toque el piso. Regrese a la posición inicial.

Si no puede hacer las lagartijas comunes, utilice la misma posición pero ponga sus rodillas en el suelo, de tal forma que sus pantorrillas se encuentren en un ángulo recto con sus muslos. Asegúrese de tener un tapete de ejercicio si va a poner las rodillas en el suelo.

Si las lagartijas modificadas son demasiado difíciles para usted o no puede apoyarse en sus rodillas, usted puede empezar con lagartijas en la pared. Necesita un área de la pared que no tenga obstáculos. Coloque sus manos, con las palmas hacia afuera, contra la pared, separadas a una distancia de hombro a hombro y a esa misma altura. Apoyándose en la punta de los pies (no los mueva) y manteniendo su espalda y su cuello recto, baje su pecho/cabeza hasta el muro. Regrese a la posición inicial. Cuando pueda hacerlo fácilmente, mueva sus pies a una mayor distancia de la pared en aumentos de dos pulgadas, pero no más de seis pulgadas en total. Cuando pueda hacer estas lagartijas en la pared fácilmente, cambie a las lagartijas comunes.

C. **Fortalecimiento de bíceps.** Comience parándose en una posición cómoda con sus brazos a los lados y las palmas de las manos viendo hacia el frente. Mantenga sus antebrazos rectos y cerca de su cuerpo, flexione el codo hasta que su codo esté en dirección al piso. Usted puede hacer ejercicios sin pesas en la primera etapa o comenzar con mancuernas de una libra y avanzar lentamente.

D. **Levantamiento de hombros.** De pie con sus brazos a los lados y las palmas de las manos viendo la parte externa de las piernas, levante sus brazos a los lados hasta que estén paralelos al piso. Lentamente regrese a la posición inicial. Usted puede hacer ejercicios sin pesas en la primera etapa o comenzar con las mancuernas de una libra y avanzar lentamente.

E. **Extensiones de tríceps.** De pie, tome las mancuernas de una o dos libras en ambas manos y extienda sus brazos rectos sobre su cabeza. Manteniendo sus antebrazos hacia arriba baje las mancuernas hacia la espalda hasta que sus codos estén totalmente flexionados. Regrese a la posición vertical inicial.

F. Presión abdominal. Acuéstese sobre un tapete o un piso alfombrado. Levante sus piernas del piso y doble sus rodillas hasta que sus piernas formen un ángulo recto, con sus pantorrillas paralelas al piso. Manteniendo la parte inferior de su espalda en el piso, eleve los omoplatos hasta que no estén tocando el piso y regrese a la posición inicial. Ese ejercicio debe hacerse muy lentamente, con sus brazos cruzados en el pecho o a los lados; no cruce sus manos detrás de su cuello. Puede ser útil apretar una bola o una toalla levemente entre sus rodillas para hacer una mejor presión sobre sus músculos abdominales.

Ejercicios de la parte inferior del cuerpo

A. Sentadillas. De pie con sus pies a una distancia igual que sus hombros y con los dedos de los pies en dirección al frente. Manteniendo su espalda recta y su cabeza erguida, baje su cuerpo como si se estuviera sentándose hasta que llegue a una posición cómoda, usando sus brazos para equilibrarse. Sus rodillas siempre deben mantenerse directamente por encima de sus pies y nunca en frente de sus dedos. Mantenga su cabeza erguida durante todo el movimiento y nunca mire hacia abajo, (si es necesario utilice un espejo). Si sus rodillas están muy adelante cuando hace el ejercicio, analice la posición nuevamente cuando comience el ejercicio. Sus pies deben mantenerse en el piso todo el tiempo, nunca debe hacer las sentadillas sobre los dedos de los pies.

B. Extensión de las rodillas. Con sus manos y sus rodillas en el suelo, levante una pierna detrás suyo y hacia arriba. Flexione la pierna levantada en la rodilla, haciendo que su talón vaya hacia su glúteo y hasta que las pantorrillas y la parte posterior del muslo se toquen. Su talón debe estar a un poquito más de noventa grados; y no debe tocar su glúteo. No presione la flexión. Regrese lentamente a la posición inicial. Complete el ejercicio en una pierna y luego en la otra, o hágalos en series alternas. Comenzando en la Etapa 3, este ejercicio puede hacerlo con pesas en los tobillos.

C. Flexión de piernas. Con sus pies entre seis y ocho pulgadas de distancia. Dé un paso al frente un poco más amplio que lo normal y con su espalda recta, baje la rodilla opuesta lentamente hacia el piso. Luego presione hacia arriba para volver a la posición inicial. En este ejercicio alterne las piernas.

D. Refuerzo de cadera. (Elevaciones laterales de piernas.) Acuéstese en el piso, de lado, con sus pies juntos. Manteniendo su cuerpo recto, eleve la pierna superior de lado hasta una posición cómoda, luego lentamente regrese a la posición inicial. Utilice el piso para ayudarse con el equilibrio mientras su pierna está en el aire. Haga el ejercicio en ambas piernas. Comenzando en la Etapa 3, usted puede usar pesas en los tobillos.

E. Extensión de la cadera. Apoyándose en una mesa (en sus antebrazos/codos) con sus piernas rectas y unidas. Lentamente levante una pierna detrás suyo lejos de la mesa hasta que esté en posición paralela o casi paralela al piso. Luego regrese a la posición inicial. Haga esto en ambas piernas en turnos separados. Comenzando en la Etapa 3 usted puede usar pesas en los tobillos.

F. Elevaciones de pantorrilla. De pie viendo a una pared o al respaldo de una silla, con sus pies juntos y sus rodillas ligeramente dobladas. Mientras se apoya en la pared o en la silla para mantener el equilibrio, levante los dedos de los pies (ambos pies al mismo tiempo) y lentamente vuelva al piso.

Si usted divide su régimen y hace ejercicios para la parte superior del cuerpo un día y ejercicios para la parte inferior del cuerpo otro día, haga los ejercicios en el siguiente orden:

Ejercicios para la parte superior del cuerpo
A. Ejercicio matutino
B. Lagartijas comunes o modificadas
C. Fortalecimiento de bíceps
D. Levantamiento de hombros
E. Extensión de tríceps
F. Presión abdominal

Ejercicios para la parte inferior del cuerpo
A. Sentadillas
B. Extensión de las rodillas
C. Flexión de piernas
D. Refuerzo de cadera (elevaciones laterales de pierna)

E. Extensión de la cadera

F. Elevaciones de pantorrilla

Si usted hace los regímenes para la parte superior e inferior del cuerpo en la misma sesión, haga los ejercicios en pares: Parte Superior A, luego Parte Inferior A; Parte Superior B, Parte Inferior B, y así sucesivamente.

Haga los ejercicios en orden y en las series y repeticiones indicadas.

Una serie es un conjunto de repeticiones. Descanse al menos 15 segundos pero no más de un minuto y medio entre cada serie. Descanse sólo dos o tres minutos entre cada ejercicio. Si descubre que la rutina de la semana uno es muy leve, puede saltar a la semana siete y comenzar desde allí.

Opciones de frecuencia

1. *Dos o tres veces a la semana.* Haga los ejercicios para la parte superior e inferior del cuerpo el mismo día. Descanse al menos un día entre cada sesión de entrenamiento.
2. *Cuatro veces a la semana.* Haga ejercicios para la parte superior del cuerpo los lunes y los jueves y para la parte inferior del cuerpo los martes y los viernes. Que el miércoles y los fines semana sean de descanso.
3. *Seis veces a la semana.* Haga ejercicios para la parte superior e inferior del cuerpo en días alternos. Descanse al día siguiente de su tercer día consecutivo de hacer ejercicios.

Programa Etapa 1

Semana 1:	1 serie/10 rep.	
Semana 2:	1 serie/11 rep.	
Semana 3:	1 serie/12 rep.	
Semana 4:	1 serie/10 rep.	además 1 serie/ 3 rep.
Semana 5:	1 serie/10 rep.	además 1 serie/ 4 rep.
Semana 6:	1 serie/10 rep.	además 1 serie/ 5 rep.
Semana 7:	1 serie/10 rep.	además 1 serie/ 6 rep.
Semana 8:	1 serie/10 rep.	además 1 serie/ 7 rep.

Semana 9:	1 serie/10 rep.	además 1 serie/ 8 rep.
Semana 10:	1 serie/10 rep.	además 1 serie/ 9 rep.
Semana 11:	1 serie/10 rep.	además 1 serie/ 10 rep.
Semana 12:	1 serie/10 rep.	además 1 serie/ 10 rep.

Programa Etapa 2

Semana 13:	2 series/ 10 reps.	
Semana 14:	2 series/ 11 reps.	
Semana 15:	2 series/ 12 reps.	
Semana 16:	2 series/ 10 reps.	además de 1 serie/ 5 reps.
Semana 17:	2 series/ 10 reps.	además de 1 serie/ 6 reps.
Semana 18:	2 series/ 10 reps.	además de 1 serie/ 7 reps.
Semana 19:	2 series/ 10 reps.	además de 1 serie/ 8 reps.
Semana 20:	2 series/ 10 reps.	además de 1 serie/ 9 reps.
Semana 21:	2 series/ 10 reps.	además de 1 serie/ 10 reps.
Semana 22:	1 serie/ 11 reps.	además de 2 series/ 10 reps.
Semana 23:	2 series/ 11 reps.	además de 1 serie/ 10 reps.
Semana 24:	3 series/ 11 reps.	

Programa Etapa 3

Semana 25:	3 series / 10-12 reps. / sin peso	
Semana 26:	1 serie / 10 reps./ pesa de una libra	además de 2 series/ 10 reps. / sin peso
Semana 27:	2 series / 10 reps./ pesa de una libra	además de 1 serie/ 10 reps. / sin peso
Semana 28:	3 series / 10 reps./ pesa de una libra	
Semana 29:	1 serie / 10 reps./ pesa de dos libras	además de 2 series/ 10 reps. / pesa de una libra
Semana 30:	2 series / 10 reps./ pesa de dos libras	además de 1 serie/ 10 reps. / pesa de una libra

Semana 31:	3 series / 10 reps./ pesa de dos libras	
Semana 32:	1 serie / 10 reps./ pesa de tres libras	además de 2 series/ 10 reps. / pesa de dos libras
Semana 33:	2 series / 10 reps./ pesa de tres libras	además de 1 serie/ 10 reps. / pesa de dos libras
Semana 34:	3 series / 10 reps./ pesa de tres libras	
Semana 35:	1 serie / 10 reps./ pesa de cuatro libras	además de 2 series/ 10 reps. / pesa de tres libras
Semana 36:	2 serie / 10 reps./ pesa de cuatro libras	además de 1 serie/ 10 reps. / pesa de tres libras
Semana 37:	3 series/ 10 reps./ pesa de cuatro libras	

Al final de la semana 37, usted puede mantener este nivel, o puede continuar añadiendo peso, siguiendo este patrón progresivo, hasta que llegue a las cinco libras en el régimen de ejercicios para la parte superior del cuerpo y diez libras para el régimen de ejercicios de la parte inferior del cuerpo.

Si desea hacer un ejercicio equivalente usando máquinas, usted puede encontrar un programa excelente que incluye ilustraciones animadas de ejercicios en StartMakingChoices.com

Desarrolle la flexibilidad

Los ejercicios de flexibilidad son el tercero de los tres tipos de ejercicios que forman la zona superior de la Pirámide de Actividad Equilibrada. La flexibilidad ha sido subestimada como si no fuese un componente importantísimo para mantener músculos saludables y articulaciones. Con frecuencia, las personas comienzan su programa de ejercicios sin estirar al principio o al final de cada rutina. ¡Ese es un gran error!

El estiramiento, sea como un programa de ejercicios separado, o como actividad antes y después de cada sesión de entrenamiento de resistencia o entrenamiento aeróbico, es importante por muchas razones. No solamente disminuye su riesgo de lesiones durante el ejercicio, sino que estirar diariamente asegurará que usted mantenga el nivel más alto posible del rango de movimiento de sus articulaciones.

El estiramiento también le da una oportunidad para enfocarse en los aspectos mente-cuerpo que benefician el equilibrio general de su programa de ejercicios. Dedique un poco de tiempo todos los días para sintonizarse con su cuerpo, para disminuir el riesgo de una lesión y para ayudar a equilibrar su programa de actividad física y su vida. Por tanto, sin importar si usted tiene un tiempo separado para un programa de estiramiento diario, participe en Pilates, yoga o tai chi, o sencillamente utilice un programa de estiramiento antes y después de un ejercicio aeróbico o entrenamiento de resistencia. En cualquier caso, ¡usted está moviéndose en la dirección correcta! Usted también puede comenzar un programa de flexibilidad antes o de manera independiente a un programa de entrenamiento de resistencia.

El estiramiento le da una oportunidad para enfocarse en los aspectos mente-cuerpo que benefician el equilibrio general de su programa de ejercicios.

Los muchos beneficios del aumento de flexibilidad

La flexibilidad es la capacidad de mover sus articulaciones fácilmente para poder enfrentar los desafíos de la vida diaria. Le ofrece muchos beneficios:

Prevención de lesiones. El aumento de flexibilidad contribuye a la prevención de una lesión al mejorar el equilibrio y prevenir un estiramiento involuntario, que puede lesionar los músculos y los tendones. Un mal equilibrio es la causa más común de las caídas.

Muchas lesiones causadas por el estiramiento involuntario (hiperextensión) ocurren durante un día normal cuando uno da un mal paso mientras hace alguna tarea alrededor de la casa o la oficina.

Un mejor rendimiento. La buena flexibilidad le permite rotar a través de todo el rango de movimiento. Esto mejora su rendimiento sea que usted esté podando los arbustos, limpiando las canaletas, jugando golf o tenis.

Desarrolla fortaleza. Algunos tipos de estiramiento son valiosos para desarrollar fortaleza tanto como flexibilidad. Por ejemplo, yoga y Pilates no son sólo excelentes ejercicios de estiramiento, sino que también desarrollan músculos saludables y fuertes.

Beneficios mente-cuerpo. Siempre utilizo mi programa de estiramiento como un tiempo para poder conectarme con mi cuerpo. Durante los movimientos leves de estiramiento, hay tiempo para relajarse y sintonizarse con su cuerpo. Muchas personas realmente disfrutan mucho de esto, particularmente con ejercicios tan leves como el tai chi y muchas formas de yoga.

Retrasa el proceso de envejecimiento. Mantener un estilo de vida activo es una forma en la que podemos retrasar los procesos fisiológicos del envejecimiento. El entrenamiento de flexibilidad nos ayuda a mantener un estilo de vida activo. Entre más envejecemos, más nos sirven los ejercicios de flexibilidad porque retrasan o incluso hacen retroceder la disminución de la flexibilidad relacionada con la edad.

SU PLAN DE ESTIRAMIENTO:
Ejercicios de flexibilidad equilibrados

El programa de estiramiento se divide en ejercicios para la parte superior e inferior del cuerpo. Cada ejercicio se enfoca en un grupo muscular específico. Nuevamente, es importante concentrarse en lo que está haciendo y escuchar lo que su cuerpo le dice. Haga los ejercicios en el orden dado.

Equipo: Ropa cómoda y suelta. Haga los estiramientos descalzo o con medias; no tener zapatos le ayudará a obtener una extensión adecuada, particularmente de los tobillos y los pies.

Antes de comenzar: Comience con un calentamiento leve de cinco minutos para aumentar la circulación, calentar los músculos y preparar el cuerpo de manera general para los ejercicios. El calentamiento puede ser una calistenia leve, una caminata dinámica, trotar en un solo lugar o montar bicicleta.

Durante el ejercicio: Es esencial progresar lentamente y ser constante con su programa. Comience el programa manteniendo cada posición por diez segundos. Cuando su flexibilidad y el rango de movimiento aumenten, mantenga la posición por quince o veinte segundos. No es necesario hacer cada ejercicio por más de veinte segundos. No presione la extensión o el «rebote»; puede lesionarse.

Después de estirarse: Termine su programa de ejercicios de estiramiento con un enfriamiento, repitiendo las primeras actividades de calentamiento, pero a un paso mucho menor, por otros cinco a diez minutos.

Más información: Visite StartMakingChoices.com y vea las ilustraciones y videos de estos estiramientos y otra información adicional.

Programa para la parte superior del cuerpo

Estiramiento total del cuerpo. Acostado sobre su espalda, extienda sus brazos rectos por encima de su cabeza y sus piernas en la dirección opuesta. Ahora alcance los pies y las manos; extiéndase y manténgalo así por diez segundos; relájese. Repítalo dos o tres veces.

Estiramiento total de la parte superior del cuerpo. Sentado, con las piernas dobladas, extienda ambos brazos hacia delante mientras presiona sus palmas al suelo. Esto puede hacerse un brazo a la vez. Alcance por diez segundos; luego relájese. Repítalo dos o tres veces.

Hombros y porciones externas de brazos y costillas. Sentado con las piernas cruzadas, o de pie, extienda sus brazos por encima de su cabeza, una sus palmas y estire sus brazos hacia arriba y levemente hacia atrás (detrás de su cabeza). Mantenga la posición por diez segundos; luego relájese. Repítalo dos o tres veces.

Hombros y mitad de la espalda. Sentado o de pie, cruce un brazo por el pecho hasta el hombro opuesto empujándolo en el codo con la otra mano. Puede flexionar el codo del brazo extendido. Haga esto en ambos lados. Mantenga cada estiramiento por diez segundos, y luego relájese. Repítalo dos o tres veces con cada brazo.

Estiramiento lateral. De pie y con sus rodillas levemente dobladas, extienda sus brazos por encima de su cabeza y flexiónelos por encima de su cabeza. Use una mano para aumentar levemente el estiramiento hacia un lado de su cabeza. Siguiendo el movimiento, doble desde las caderas hacia el mismo lado (en la misma dirección en la que usted está presionando levemente su codo). Manténgalo por diez segundos; luego relájese. Repítalo dos o tres veces por cada lado.

Estiramiento hombro y cuello. Inclinando su cabeza hacia su hombro derecho, hale el brazo derecho hacia abajo por detrás de su espalda con la mano izquierda. Haga el ejercicio de ambos lados, manteniendo cada estiramiento por diez segundos y luego relájese. Repítalo dos o tres veces por cada lado.

Brazos, hombros y pecho. Extienda sus brazos detrás de su espalda y una sus manos. Luego lentamente empuje hacia arriba los dedos cruzados. Manténgalo por diez segundos, luego relájese. Repítalo dos o tres veces.

Programa para la parte inferior del cuerpo

Estiramiento de la pantorrilla. De pie a una distancia corta de una pared o un soporte firme, apóyese con sus brazos. Doble una pierna y mantenga la otra ligeramente doblada detrás de usted. Mueva sus caderas hacia la pared mientras intenta mantener el talón de la pierna de atrás tocando el suelo. Haga el estiramiento en ambos lados, manteniendo el estiramiento de diez a treinta segundos. Repítalo dos o tres veces por cada lado.

Estiramiento de la ingle. Mientras está sentado en el suelo, las rodillas flexionadas y con los pies tocándose y la espalda derecha, intente empujar las rodillas a lados opuestos tratando de tocar el suelo y mantenga esa posición por diez segundos; luego descanse. Repítalo dos o tres veces y hágalo lentamente para aprovechar al máximo el estiramiento.

Estiramiento del ligamento de la corva. Mientras está sentado con las piernas estiradas hacia fuera (ligeramente dobladas) y en la posición tijereta, dóblese hacia delante a la altura de las caderas, estírese hacia una pierna y con sus brazos sosténgala en el muslo. Luego estírese hacia la mitad y sosténgala; finalmente estírese hacia la otra pierna, y sosténgala. Haga este ejercicio dos o tres veces, en cada una de las tres posiciones, lenta y deliberadamente.

Estiramiento del muslo (cuadríceps): Opción uno: Sentado con una de las piernas con la rodilla doblada tocando el suelo y la otra pierna extendida. Comience a inclinarse ligeramente hacia atrás. Muévase lenta y deliberadamente ya que este ejercicio requiere poco movimiento para provocar una respuesta al estiramiento. Mantenga la posición por diez segundos; luego descanse. Haga esto dos o tres veces en cada lado. Opción dos: una de las piernas con la rodilla tocando el suelo, y la otra pierna doblada con la planta del pie de esa pierna tocando suelo (la rodilla de la pierna de adelante debe estar directamente sobre el tobillo). Ahora baje la parte delantera de su cadera lentamente hacia el suelo. Mantenga esa posición por diez segundos y luego descanse. Haga este ejercicio dos o tres veces en cada pierna.

Rotación del tobillo: Sentado en el suelo con las piernas cruzadas, déle vuelta a un pie en forma circular, primero en dirección de las manecillas del reloj y luego al revés. Haga este ejercicio tres o cuatro veces en cada dirección en ambos tobillos.

Decida el orden de prioridad y el monitoreo de su Programa de Actividad Física

En las hojas de trabajo para el establecimiento de metas de las siguientes páginas, escriba los pasos que planea realizar en orden de prioridad. Ponga la fecha de inicio de la primera actividad.

Mantener un registro de su progreso diariamente cuando hace actividad física es algo altamente motivador. Si usted coloca su calendario de caminatas (o aeróbicos) en su agenda o en la puerta de su refrigerador, puede ir marcando las sesiones cuando las hace. En el apéndice de este libro encontrará algunas hojas de registro en blanco que puede usar para anotar sus programas de actividad física, particularmente el entrenamiento de resistencia y el estiramiento. También puede utilizar su registro como un diario para anotar ideas o consejos que le ayuden a seguir adelante.

Si usted tiene acceso a la Internet, explore en línea la información sobre los beneficios y el planificador de actividad personal disponible en StartMakingChoices.com.

Este programa interactivo le permite seleccionar las actividades que disfruta y puede controlarlo de tal forma que aumente la dificultad en tanto que progresa. También puede ver técnicas adecuadas de ejercicio usando los videos y las ilustraciones incluidas.

El sitio le da una retroalimentación instantánea sobre cómo va progresando cada semana con respecto a sus metas. También puede leer consejos diarios para mejorar su programa, y hasta puede leer la información de otros usuarios para aprender acerca de sus experiencias con StartMakingChoices.com.

También es una buena idea monitorear su progreso de manera regular volviendo a tomar el Índice de Vida Equilibrada, ya sea usando el formulario de este libro o del que está en línea si está participando en StartMakingChoices. com. Una vez que se haya suscrito en línea, StartMakingChoices.com se encargará de hacer los cálculos por usted. Usted puede ver su desempeño y comparar su IVE con otras personas en la comunidad de StartMakingChoices.com.

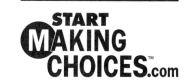

Su plan para una vida equilibrada
Hojas de trabajo para el establecimiento de metas:
Actividad aeróbica

Meta 1:

Estrategia:_____

    Pasos de acción: _____

Estrategia:_____

    Pasos de acción: _____

Estrategia:_____

    Pasos de acción: _____

Meta 2:

Estrategia:_____

    Pasos de acción: _____

Estrategia:_____

    Pasos de acción: _____

Estrategia:_____

    Pasos de acción: _____

Meta 3:

Estrategia:_____

    Pasos de acción: _____

Estrategia:_____

    Pasos de acción: _____

Estrategia:_____

    Pasos de acción: _____

Su plan para una vida equilibrada
Hojas de trabajo para el establecimiento de metas: Entrenamiento de resistencia

Meta 1:

Estrategia:_____

    Pasos de acción: _____

Estrategia:_____

    Pasos de acción: _____

Estrategia:_____

    Pasos de acción: _____

Meta 2:

Estrategia:_____

    Pasos de acción: _____

Estrategia:_____

    Pasos de acción: _____

Estrategia:_____

    Pasos de acción: _____

Meta 3:

Estrategia:_____

    Pasos de acción: _____

Estrategia:_____

    Pasos de acción: _____

Estrategia:_____

    Pasos de acción: _____

Su plan para una vida equilibrada
Hojas de trabajo para el establecimiento de metas: Flexibilidad

Meta 1:

Estrategia:_____

    Pasos de acción: _____

Estrategia:_____

    Pasos de acción: _____

Estrategia:_____

    Pasos de acción: _____

Meta 2:

Estrategia:_____

    Pasos de acción: _____

Estrategia:_____

    Pasos de acción: _____

Estrategia:_____

    Pasos de acción: _____

Meta 3:

Estrategia:_____

    Pasos de acción: _____

Estrategia:_____

    Pasos de acción: _____

Estrategia:_____

    Pasos de acción: _____

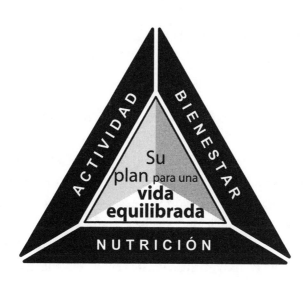

Su Plan de Bienestar Equilibrado

¿Qué significa bienestar en el contexto de una vida equilibrada? El bienestar es un término que utilizo para cubrir muchos aspectos en nuestra percepción de la calidad de la vida. En este capítulo divido el bienestar en sus componentes principales y los factores que contribuyen a nuestro estilo de vida.

También encontrará herramientas y consejos específicos que le ayuden a lograr un mayor equilibrio, felicidad y satisfacción.

La pirámide del bienestar contiene los componentes claves que hemos descubierto que son vitales para una vida de calidad y bienestar.

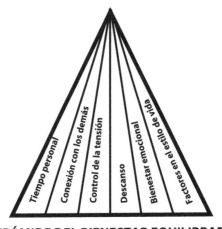

PIRÁMIDE DEL BIENESTAR EQUILIBRADO

Como lo puede notar, el bienestar está arraigado a la conexión entre su cuerpo, su alma y su espíritu. Algunos de los elementos del bienestar que exploraremos incluyen:

▲ Los beneficios que se encuentran al controlar la tensión

▲ Los beneficios de conectarse con los demás (lo que incluye tiempo con la familia y amigos)

▲ Dedicar tiempo para usted mismo

▲ La razón por la cual el descanso es tan crucial para el bienestar

▲ Cómo nuestras emociones afectan nuestro bienestar

▲ La importancia del control de peso

▲ Los efectos de fumar

¿Qué tan equilibrada es su perspectiva del bienestar?

Dedique un momento a mirar sus puntuaciones en la sección de bienestar del Índice de Vida Equilibrada. ¿Cómo se encuentran en general? ¿Qué tan bien le va en los cinco elementos: tiempo personal, tiempo con sus familias y amigos, cuánto afecta la tensión a su vida, cuál es su peso, cómo le va con el cigarrillo?

Mientras considera su puntuación, piense en las áreas que necesitan más esfuerzo y escríbalas en la hoja de trabajo para el establecimiento de metas referentes a sus prioridades. La siguiente encuesta le puede ayudar a organizar sus pensamientos. En cada componente del bienestar que se presenta en la primera columna, encierre en un círculo la respuesta que lo describe mejor. Utilice sus respuestas para darle prioridad a los componentes del bienestar que quiera mejorar.

Tiempo personal	Necesito una pequeña mejoría	Necesito una gran mejoría	Estoy bien
Tiempo con la familia y otras personas	Necesito una pequeña mejoría	Necesito una gran mejoría	Estoy bien
Control de tensión	Necesita una pequeña mejoría	Necesito una gran mejoría	Estoy bien
Control de peso	Necesito bajar de peso	Satisfecho con el peso actual	Necesito subir de peso
Fumar	Fumo más de una cajetilla al día	Nunca he fumado	Fumo menos de una cajetilla al día

También debe considerar otros componentes de la pirámide del bienestar que no se miden directamente por el IVE: el tiempo que usted toma para descansar y las claves para el bienestar emocional. Piense en su evaluación y tenga a la mano la hoja de trabajo para el establecimiento de metas al ir leyendo las acciones de cada componente del bienestar. Anote las estrategias y las técnicas que usted cree que funcionarán con usted. También puede referirse a StartMakingChoices.com si desea obtener un planificador de bienestar fácil de usar y donde pueda registrar sus programas.

Tiempo personal

Si usted va a ser parte de las relaciones y los compromisos que son importantes para usted, entonces necesita tiempo para usted.

Una mujer que conozco y que tiene más de sesenta años participaba en grupos pequeños de viajes largos a lugares distantes. Ella era mucho mayor que la mayoría de sus compañeros de viaje y una de las cosas que ella aprendió desde el principio fue que su primera responsabilidad era cuidarse a sí misma. Si ella no se esforzaba por estar en forma y si no tenía el equipo adecuado, entonces hubiera sido un problema para el grupo. Ella había aprendido que su primera responsabilidad por el bienestar del grupo era cuidarse a sí misma. Nuestra responsabilidad primaria para con nosotros mismos, para aquellos a quienes amamos y para el trabajo que valoramos es dar lo mejor de nosotros. Eso significa dedicar tiempo para nosotros mismos. Puede ser una caminata diaria, natación, escribir una carta a un amigo, o utilizar «ratos» para liberar la tensión. Eso puede significar leer, tejer o hacer algún trabajo de carpintería, o sentarse y mirar el atardecer, etc. Usted puede definir lo que alimenta su espíritu. Podría ser algo que nadie más consideraría relajante. Una amiga me dijo una vez que sus ratos de relajación personal eran los cuarenta minutos que le tomaba en el tren subterráneo para ir a trabajar y luego regresar a casa. Por varios años, ella leyó docenas de libros que siempre quería leer pero que nunca encontraba el tiempo para hacerlo.

> *Nuestra primera responsabilidad con nosotros mismos, con aquellos a quienes amamos y con el trabajo que valoramos es dar lo mejor de nosotros.*

Piense específicamente dónde puede encontrar tiempo para usted mismo en el día y piense en dedicar al menos una parte del día, de manera permanente, para usted.

Conexión con los demás

Nadie es una isla, completo en sí mismo; cada hombre es un pedazo de continente, una parte de la tierra; si el mar se lleva una porción de tierra, toda Europa queda disminuida, como si fuera un promontorio, o la casa de uno de tus amigos, o la tuya propia. La muerte de cualquier hombre me disminuye porque estoy ligado a la humanidad; por consiguiente nunca hagas preguntar por quién tocan las campanas: tocan por ti.

Estas palabras de la «Meditación XVII» de John Donne han llegado a las fibras de muchas personas durante los últimos cuatro siglos desde que fueron escritas. Nuestra capacidad para conectarnos con otras personas le da significado a nuestra vida, riqueza y alegría. Nutrir esas relaciones que nos dan vitalidad puede ayudarnos a sentirnos equilibrados.

La familia y los amigos

Cuando les preguntamos a los pacientes que identifiquen cuáles son sus mayores fuentes de satisfacción, la respuesta más frecuente es «la familia». Las relaciones familiares a veces pueden ser difíciles, pero cuando las familias aprecian la unión que hay en ellos el apoyo es incomparable.

Pero a veces, pasar tiempo con la familia es algo que ignoramos. Piense en sus prioridades. ¿Son tan importantes como su familia? ¿Puede hacer algunos ajustes para que pueda tener tiempo con su familia más frecuentemente?

Estudios han revelado que las personas que están conectadas con su comunidad o con otras personas viven más saludablemente.

Thomas Jefferson dijo: «Los momentos que más he atesorado en mi vida los he pasado en el regazo de mi familia». Estoy totalmente de acuerdo. Uno puede aumentar el tiempo que se ocupa con la familia al comer juntos, planear un paseo, ir al cine, ir a eventos educacionales, o trabajar unidos como familia en alguna tarea de la casa.

Conectarse con los amigos también es importante. La amistad es algo personal y sucede cuando cada amigo se preocupa por el bienestar del otro. Por lo general, los amigos tienen intereses en común. En las amistades genuinas, los amigos se escuchan atentamente; desafían sus ideas y estimulan sus sueños mutuamente.

Estudios han revelado que las personas que están conectadas con su comunidad o con otras personas viven más saludablemente. Un estudio de cinco años dirigido por el doctor Redford Williams de la Universidad de Duke analizó a más de mil cuatrocientos hombres y mujeres que necesitaban un catéter porque al menos una de las arterias coronarias se estaba bloqueando significativamente.[1]

Al final del estudio, las personas que no estaban casadas o no tenían al menos una persona cercana, eran tres veces más propensas a morir que aquellas que tenían conexiones cercanas con otras personas. Muchos otros estudios han mostrado resultados similares.

En esta época muchas personas ocupan mucho tiempo haciendo «conexiones» por medio de la Internet.

Las crecientes oportunidades de nuestro mundo «electrónico» sugieren que para muchas personas pudiera ser más fácil establecer una comunidad. Desgraciadamente, parece ser que lo opuesto es lo que ocurre. En 1985, la persona promedio de Estados Unidos tenía tres personas con que podía confiar cosas importantes. En el año 2004, esta estadística había descendido a dos personas cercanas y 25% de los habitantes estadounidenses no tenían amigos cercanos.[2] En lo que respecta a establecer una comunidad, el toque personal y la presencia parecen ser vitalmente importantes.

Encontrar otro lugar donde pueda participar y compartir esperanzas, sueños y aspiraciones con otras personas que piensan como usted puede enriquecer grandemente su vida.

Trabajo voluntario

¡Las personas que realizan trabajo voluntario y que hacen cosas buenas por los demás obtienen múltiples beneficios! Los estudios sugieren que los voluntarios tienen una mayor autoestima, una menor presión arterial, menos insomnio y un sistema más inmune que aquellos que no hacen trabajo voluntario. El trabajo voluntario también se asocia con una mayor longevidad. En un estudio de personas que habían sido despedidas del trabajo, aquellas personas que participaron como voluntarias en alguna actividad durante ese periodo de desempleo eran más propensas a encontrar un trabajo que aquellas que no hicieron un trabajo voluntario.[3]

¿Por qué hacer trabajo voluntario ofrece tantos beneficios? Parece ser que el acto de hacer algún bien por las demás personas satisface una necesidad humana muy profunda de conectarse y de preocuparse por los demás.

Cada comunidad ofrece muchas oportunidades para hacer trabajo voluntario. Usted puede combinar sus habilidades e intereses con las necesidades de su comunidad. Parecía difícil hacer trabajo voluntario en medio de una vida ya ocupada, pero es un don que siempre trae recompensa, que le trae beneficios de salud y equilibrio.

Encontrando un tercer lugar

Todos nosotros tenemos uno o dos «lugares». Para la mayoría de nosotros, son la casa y el trabajo. Sin embargo, encontrar otro lugar donde pueda participar y compartir esperanzas, sueños y expresiones con otras personas que piensan como usted puede enriquecer grandemente su vida. Me refiero a un gimnasio, una organización religiosa, un grupo cívico, una librería o lugares de reunión tales como grupos de coleccionistas que se pasan los fines de semana en los mercados de segunda. En tercer lugar usted puede conectarse con otras personas y compartir intereses y pasiones que tal vez no pueda hacer en el hogar o en el trabajo.

Nuestra habilidad para alcanzar y conectarnos con otras personas es vitalmente importante para lograr el equilibrio y el bienestar de nuestras vidas.

Piense cuál sería su tercer lugar y trate de satisfacer esa necesidad que su alma tiene de conectarse con otras personas que piensan como usted.

Compartir con los demás

Al principio de mi carrera, trabajé como jefe de personal de un hospital en el Medio Oeste del país. El jefe de medicina que se estaba pensionando, Jack, y su esposa me invitaron para pasar un fin de semana en su rancho que incluía un riachuelo de truchas. Jack era un ávido pescador de trucha, pero yo nunca había pescado trucha antes. Jack me tuvo paciencia, enseñándome las técnicas de cómo lanzar la carnada y cómo enrollar la cuerda de pescar. Al final del día, un poco avergonzado por mi torpeza le dije a Jack: «Gracias por pasar el tiempo conmigo. Sé que no soy bueno para pescar, pero aprecio mucho que haya compartido su conocimiento conmigo».

Me miró y me dijo algo que nunca olvidaré: «No, Jim, gracias a ti. Fue un gran día para mí. No hay nada más placentero que enseñar a alguien algo que uno ama». La generosidad que Jack tuvo conmigo es un ejemplo maravilloso de compartir con los más.

Yo me esfuerzo por imitar la generosidad del espíritu de Jack al trabajar con jóvenes investigadores y médicos. Enseñar o compartir algo que uno ama es uno de los grandes placeres de ser padre, abuelo o voluntario. Es otra forma de conectarse con los demás y un aspecto clave para compartir con las personas de otras generaciones.

Nuestra habilidad para alcanzar y conectarnos con otras personas es vitalmente importante para lograr el equilibrio y el bienestar de nuestras vidas. Dedique tiempo a conectarse con los demás y notará un aumento notable de energía e inspiración al participar en el círculo de la vida.

Controle la tensión

Definir lo que es la tensión es algo parecido a aquel dicho acerca de definir el arte: Tal vez no pueda definirlo, pero lo sabrá cuando lo experimente. Quizás la mejor definición del estrés surgió hace más de medio siglo, acuñada por un investigador canadiense llamado Hans Selye. El doctor Selye en su libro clásico de 1956, *The Stress of Life*, definió el estrés como una respuesta variable del cuerpo a cualquier demanda que se le hace.[4]

Esta sencilla definición incluye los dos componentes claves de la tensión. Específicamente, la tensión incluye una demanda (que con frecuencia viene del exterior) al igual que nuestra reacción

La tensión es inevitable, pero nuestra reacción a ella no lo es.

(la cual surge, por lo general, internamente). En nuestras vidas diarias, enfrentamos muchas demandas por parte de nuestras actividades diarias, nuestros hijos, nuestros trabajos y el mundo alrededor.

¿Por qué nos preocupamos por el estrés?

La tensión descontrolada nos expone a varios riesgos. Estos riesgos incluyen:

Una menor calidad de vida. Aquella tensión continua que va en aumento genera una vida miserable que erosiona el bienestar emocional diario.

La conexión de la enfermedad. La tensión ha sido vinculada a una amplia variedad de enfermedades que van desde las enfermedades del corazón hasta el resfriado común. Hay evidencia científica sustancial que vincula el estrés con los cambios negativos en el ritmo del corazón, dolores del pecho, y hasta la reducción en las arterias coronarias.

El estrés también se ha vinculado claramente con un aumento prevaleciente de presión alta en la sangre, un factor de riesgo importantísimo en las enfermedades del corazón y la apoplejía. Las personas con alto nivel de estrés, particularmente con un estrés crónico, son más propensas a tener resfriados que aquellas que tienen menores niveles de tensión.[5]

Mal rendimiento. La tensión descontrolada se apodera de nuestras vidas y daña nuestro rendimiento. Varios estudios muestran que entre 26 y 40% de las personas dicen que el estrés de su trabajo afecta cómo se sienten y se desempeñan.[6]

> *Vivir en el presente, todos los días, disminuirá la tensión del ambiente que obstruye nuestras vidas.*

La tensión es inevitable, pero nuestra reacción a ella no lo es. Si tenemos las habilidades correctas para enfrentar el estrés, si conocemos los pasos para controlar o reducir el impacto, entonces podemos protegernos de muchos de sus peligros. Pero si permitimos que el estrés cause reacciones tóxicas como el enojo o la hostilidad, nuestra respuesta no sólo aumenta el impacto de la tensión original, sino que también se convierte en una fuente de tensión adicional. Afortunadamente, podemos aprender a controlar la tensión.

Un plan de tres puntos para el control de la tensión

Todos los planes exitosos de reducción de tensión en resumidas cuentas tienen una estrategia sencilla: Aprenda a vivir en el presente y desarrolle un plan específico para liberar la tensión que sea apropiado para usted.

Articular esta estrategia es fácil; aplicarla es más difícil. Los pasos claves de mi plan de control de tensión son los siguientes:

▲ Aprovechar el día

▲ No estorbarme a mí mismo

▲ Tomar decisiones personales

¡Aprovechar el día! Tomé la frase de los antiguos romanos que usaban la frase en latín *¡Carpe diem!* El dicho: «No dejes para mañana lo que puedas hacer hoy» nos puede servir mucho. Aprovechar el día significa vivir en el presente. También me refiero a *hacerlo ahora y practicarlo diariamente.* La mayoría de nosotros pasamos demasiado tiempo arrepintiéndonos del pasado y temiendo el futuro. Vivir en el presente cada día disminuirá la tensión del ambiente que obstruye nuestras vidas y también le permitirá «aprovechar el día» cuando ocurran eventos de tensión más agudos (vivir en el presente no significa que deje de planear y prepararse para el futuro, eso es parte de lo que se hace para disminuir el estrés).

¡No estorbarme a mí mismo! No se ponga tareas imposibles de lograr. Con frecuencia nos ponemos a hacer muchas cosas y nos culpamos después porque no podemos hacer nada al respecto. Es importante enfocarse en esas cosas en las cuales podemos marcar una diferencia. Si

La actividad quema mucha adrenalina en exceso que su cuerpo libera como reacción al estrés.

usted tiene bien en claro las cosas que no puede hacer, es probable que pueda pensar en cómo pasarlas por alto. Si está teniendo un día muy tenso, dedique unos momentos a pensar en lo que puede controlar y en lo que no, y decida hacer una o más tareas en las que sí pueda enfocarse.

¡Tomar decisiones personales! Averigüe estrategias específicas que le sirvan para reducir la tensión. Si usted puede ocupar unos treinta minutos en caminar o nadar, puede que eso se deshaga de todo su estrés. O quizá ir a ver una película, escribir un diario, lo que sea. Cualquier cosa que le funcione. Tal vez, sería bueno escribir la lista de esas actividades en caso que el estrés aumente. La estrategia del ejercicio tiene dos beneficios. La actividad quema mucha adrenalina en exceso que su cuerpo libera como reacción al estrés. Usted puede darse cuenta cómo eso lo relaja. El segundo beneficio es que usted está dándose a sí mismo un «tiempo» alejado de esa situación de tensión. Cuando se le pregunta a las personas que hacen ejercicio con regularidad por qué lo hacen, 75% dice que su razón principal es la reducción de la tensión. Recuerde que se puede caminar casi a cualquier lugar, ¡siempre tenga zapatos deportivos con usted!

Más estrategias para el control de la tensión

Las siguientes son algunas estrategias útiles adicionales:

La bioretroalimentación. En un estudio sencillo les pedimos a las personas que se sentaran tranquilamente y se enfocaran en bajar su ritmo cardiaco con sólo mirar el ritmo cardiaco en un monitor de la muñeca. Mientras leían la lectura, comenzaron a repetir lentamente «lento, lento». Esos participantes no sólo pudieron disminuir su ritmo cardiaco, sino que también pudieron bajar su nivel de ansiedad y su presión sanguínea.

El sólo hecho de usar los ritmos de su cuerpo como un punto de enfoque puede ser un poderoso estímulo para aliviar la tensión. Usted no necesita un monitor de ritmo cardiaco; usted puede tomarse el pulso o enfocarse en su respiración, una técnica que para muchos es muy eficaz. Siéntase y enfoque su atención en la respiración. Aclare su mente. Respire profunda y lentamente mientras pone mucha atención en el patrón de respiración. Si los pensamientos empiezan a obstaculizarlo quédese tranquilo y aléjelos mientras se fija en la respiración.

Aprovechando la conexión mente-cuerpo. En otro experimento de investigación, le pedimos a dos grupos de personas que caminaran: A uno de

Siete consejos para controlar la tensión

▲ Viva en el presente. No se arrepienta del pasado o tema al futuro.

▲ Siempre haga su actividad. No deje de hacerla cuando la presión llega.

▲ Tome unos diez minutos de descanso. Utilice una técnica de bioretroalimentación o visualización para calmar sus pensamientos.

▲ Manténgase flexible. Existe más de una forma de resolver un problema.

▲ Anticipe. Planee con anticipación para que esté preparado.

▲ Cuídese a sí mismo. Si sufre tensión, descanse, disminuya la cafeína, y tome varios descansos cortos con frecuencia.

▲ Busque apoyo. No intente hacerlo todo solo. De la misma forma, no exprese su enojo o su hostilidad con aquellos que le apoyan.

Siete formas de *no* controlar la tensión.

▲ Comer sin pensar

▲ Caer en la «comida cómoda» como las donas y el helado

▲ Pasarse mucho tiempo en el sillón viendo televisión

▲ Manejar muy rápido

▲ Fumar

▲ Acudir al alcohol

▲ Usar drogas

los grupos le pedimos que repitieran frases sencillas mientras lo hacían.

Para algunos de ellos esto podía ser una frase religiosa o una frase filosófica o quizás «derecha, izquierda», entre tanto que su pie derecho y el izquierdo tocaban el suelo. Aquellos que tenían una estrategia mental lograron una mayor reducción de la tensión que las personas que simplemente caminaron. Esta técnica puede funcionarle a usted.

Visualización. Si usted se encuentra en una situación tensa, visualizarse a sí mismo en un lugar o en una situación más cómoda y más feliz puede ayudarle a disminuir su nivel de tensión. Los atletas famosos, antes de una carrera u otra competición cierran sus ojos y se quedan muy quietos. Lo que normalmente están haciendo es visualizar su desempeño y aminorar su nivel de tensión. Usted puede combinar esto junto con una respiración lenta.

Más recursos. Usted puede encontrar muchos buenos libros, cintas magnetofónicas y programas de reducción de tensión. Dos libros útiles que le recomiendo ampliamente son *Wherever You Go, You Are There: Mindfulness Meditation and Everyday Life* [Adónde vayas, allí estás:

meditaciones significativas y la vida diaria] y *Vivir con plenitud las crisis: Cómo utilizar la sabiduría del cuerpo y de la mente para afrontar el estrés, el dolor y la enfermedad*, que fueron escritos por mi amigo y colega, el doctor Jon Kabat-Zinn, quien dirigió el Programa de Reducción de la Tensión Mente y Cuerpo en la Escuela de Medicina de la Universidad de Massachussets. El doctor Kabat-Zinn ha hecho un maravilloso trabajo demostrando cómo las técnicas de meditación pueden disminuir sustancialmente su tensión además de darle otros beneficios, tal como aliviar el dolor.

Dedique tiempo para el descanso y la renovación

Muchas personas confunden el descanso y la relajación con la pérdida de tiempo. ¡Nada más alejado de la verdad! El descanso es un tiempo cuando nuestros cuerpos se reparan y nuestras almas se renuevan. El descanso es un proceso activo donde nuestros cuerpos procesan las cosas que nos han ocurrido durante el día y llevan a cabo un proceso de reparación en cada una de nuestras células.

Vivimos en una sociedad que parece estar siempre ocupada. Comprendo la presión de realizar las cosas. Yo tengo un horario de viaje muy ocupado, escribo libros, doy asesorías, veo pacientes, y dirijo una gran organización clínica y de investigación. Para mí es obligatorio también tener tiempo para ser el mejor esposo y padre que pueda existir.

¿Le parece conocido? ¡Seguro que lo es! El secreto de hacer lo que usted quiera hacer con gusto y satisfacción no es hacer muchas tareas si no más bien ser lo suficientemente disciplinado para poner prioridades y asegurarse de tener tiempo para descansar y relajarse cada día.

Descanso activo

El descanso es un proceso necesario. No significa ser un vagabundo. Encontrar formas, en nuestras vidas llenas de tensión, para poder descansar verdaderamente y permitir que nuestros cuerpos y nuestras almas se recuperen y se reparen a sí mismos es sumamente vital. Yo creo que es prácticamente imposible lograr un equilibrio en nuestras vidas si no encontramos el tiempo para que haya un descanso que promueva la salud.

El descanso activo significa algo diferente para cada persona. En mi caso, caminar, correr y nadar representan un tiempo vitalmente importante de «descanso activo» donde puedo pensar acerca de los problemas desde una perspectiva diferente y puedo así tener una mentalidad diferente y un ambiente diferente. Es asombrosa la frecuencia con la que los problemas se pueden resolver durante estos periodos de descanso activo. ¡Es casi mágico! Ya que me relajo y dejo que mi mente flote libremente, he descubierto cómo resolver muchos asuntos de manera indirecta.

Algunas personas logran encontrar esa misma calidad de descanso activo por medio de otras actividades o entretenimientos, tales como la jardinería, jugar un deporte recreativo, participar en clases de baile aeróbico. Otros pueden disfrutar cantando solos o en grupo, tocando un instrumento o participando en el teatro comunitario. Y otros logran obtener una gran relajación con sólo sentarse en una silla y leer un libro o escuchar su música favorita en su reproductor de MP3. El descanso puede darse de muchas formas, pero es un proceso activo que es absolutamente esencial para volver a calibrar y equilibrar nuestros cuerpos y nuestras almas.

El descanso es un tiempo cuando nuestros cuerpos se reparan y nuestras almas se renuevan.

La relajación

La relajación es vitalmente importante, no sólo para nuestro bienestar emocional, sino también para desempeñarnos en el mejor nivel. Antes de una presentación, cuando me esfuerzo en relajarme, la presentación sale mucho mejor. Al igual que el descanso, la relajación es un proceso activo. Para la mayoría de nosotros, se necesita un esfuerzo consciente para calmarnos y reconocer dónde nos encontramos tensos y dónde necesitamos relajarnos. Mi esposa y yo le decimos a nuestros hijos antes de un concierto vocal o un evento atlético que respiren profundamente y se enfoquen en relajar sus cuerpos. Puede que le parezca una estrategia demasiado simple, pero reconocer cuando uno necesita dejar lo que está haciendo y dedicar unos minutos a la relajación puede marcar una gran diferencia.

Dormir

Dormir es un componente del descanso que para muchos puede ser un gran problema. Muchos estudios han demostrado que la mayoría de los adultos necesitan de siete a ocho horas de sueño cada noche. Sin embargo, el estadounidense promedio duerme menos de siete horas y muchos sobreviven durmiendo menos tiempo. Si usted duerme menos de cinco horas cada noche o más de nueve horas, debo decirle que esos hábitos se asocian con la mala salud.

El descanso le da a nuestros cuerpos el tiempo para disminuir la tensión de algunos sistemas y de enfocar la energía en los procesos de reparación necesarios para la sanidad.

Uno de cada tres adultos sufre ocasionalmente de problemas de sueño y más de 70 millones de personas tienen algún problema para dormir.[7] En parte, eso ha hecho que las ventas de terapias farmacéuticas para dormir hayan aumentado tanto. Con frecuencia, veo muchas personas que reciben un medicamento para dormir antes que su doctor investigue profundamente los aspectos de su estilo de vida, que puedan ayudarle a dormir mejor en vez de las terapias farmacéuticas. Cuatro componentes de lo que los investigadores llaman: «higiene para dormir» pueden marcar una gran diferencia en su capacidad para dormir y en la calidad del sueño:

▲ Use su cuarto para dormir y no para otras actividades como mirar la televisión, comer o tocar música a un volumen alto.

▲ Vaya a dormir y levántese a la misma hora todos los días.

▲ Evite hacer ejercicio o tomar alcohol muy tarde en la noche; que su actividad regular sea durante el día. Antes de acostarse puede darse un baño caliente.

▲ Aprenda técnicas de relajación progresiva, tales como enfocarse en su respiración o relajar progresivamente varias partes de sus músculos desde los pies hasta la cabeza.

Si estas sugerencias no le funcionan y todavía sigue teniendo problemas para dormir, intente la terapia cognitiva con un psicólogo o un especialista de comportamiento. Dormir bien es vital para un estilo de vida equilibrado.

La reparación

Las personas que sufren enfermedades serias están en la cama por una razón. También hay una razón por la cual sentimos la necesidad de dormir más y descansar cuando tenemos un resfriado. El descanso le da a nuestros cuerpos el tiempo para disminuir la tensión de algunos de los sistemas y para enfocar la energía en los procesos de reparación necesarios para la sanidad. De hecho, esta reparación ocurre a un nivel celular. Se ha estimado que, como parte del metabolismo normal y del ambiente externo, cada célula de nuestro cuerpo experimenta diariamente entre mil y un millón de «lesiones» moleculares o daños que requieren reparación. El descanso activo permite que las células enfoquen la energía para hacer las reparaciones necesarias que sostengan la misma vida de cada célula. Cada una de estas células, recuerde, forma parte de todos los sistemas de nuestro cuerpo. El descanso adecuado promueve la reparación física del cuerpo, una parte vital de la salud y del bienestar.

Todos nos beneficiaríamos si pudiéramos ocupar al menos medio día, una vez a la semana, en algún lugar que nos permita regenerarnos física y mentalmente.

Replegarse

Además del descanso activo, necesitamos momentos cuando podemos alejarnos del mundo. Este puede ser ese tiempo que usted dedica para sí mismo, tal como lo mencionamos en la sección anterior, o puede ser ese tiempo que usted pasa con su familia o sus amigos. Replegarse puede ser tan simple como unos momentos de meditación callada o algo tan elaborado como un retiro espiritual que dura unos días.

Muchas religiones incorporan la idea de replegarse en su concepto del día de reposo o «día de descanso». Desgraciadamente, muchos de nosotros ahora utilizamos el «día de descanso» como un tiempo para tener actividades frenéticas donde hacemos cosas que no podemos hacer otros días. Creo que esto es un error. Todos nos beneficiaríamos si pudiéramos ocupar al menos medio día, una vez a la semana, en algún lugar que nos permita regenerarnos física y mentalmente.

Mi familia y yo hemos descubierto que las vacaciones más relajantes y mejores son los retiros familiares en el campo donde disfrutamos de la compañía mutua. Descubra estrategias de vacaciones que le permitan descansar y relajarse, ¡no vacaciones que lo dejen desgastado!

Recuperación activa

El concepto de «recuperación activa» viene de los deportes. Quizás haya visto que, después de una carrera, los atletas trotan o caminan por unos minutos para enfriarse. Esto le permite a sus cuerpos procesar algunos de los productos desperdiciados que se desarrollaron durante un evento atlético vigoroso. Podemos aprender esa lección de esos atletas y reconocer que en nuestras vidas diarias, necesitamos practicar el descanso activo y la recuperación para poder controlar la tensión y las dificultades que enfrentamos. En cierto aspecto, estos períodos de recuperación activa, sean el descanso, el sueño, o replegarse, nos ayudan a liberar nuestros cuerpos de la tensión tóxica, física y mental. El descanso activo y la recuperación nos ayudan a mantenernos en equilibrio.

Ocho aspectos clave para tener un bienestar emocional

Establecer un bienestar emocional es un componente importante en lograr un equilibrio y un bienestar en general. Muchos de nosotros ocupamos una gran cantidad de tiempo y energía intentando descubrir que se trata del bienestar emocional. Las emociones negativas como el enojo, el temor o el resentimiento obstaculizan nuestro bienestar emocional. Las siguientes son ocho oportunidades para mejorar el bienestar emocional:

1. Pasión y compromiso

Todos conocemos a personas que viven sus vidas con gran pasión e intensidad. Esta capacidad de involucrarse de lleno y de tener un compromiso profundo en la vida es, desde mi perspectiva, uno de los requisitos para tener un bienestar emocional. La pasión y el compromiso necesitan un propósito. ¿Cuáles propósitos o metas hacen que usted se involucre apasionadamente? ¿Qué es lo que le llena de entusiasmo, lo que satisface su mente y su esfuerzo? Cuando usted pueda responder a estas preguntas, aunque sea parcialmente, tendrá la posibilidad de tener un aspecto importante del bienestar.

2. Amor e intimidad

Muchos poetas y filósofos han escrito acerca del amor en el bienestar emocional. Viktor Frankl, en su libro motivador e inspirador, *El hombre en busca de sentido*, dice: «El amor es la meta más alta e importante a la cual un hombre puede aspirar».[8] Continúa diciendo: «La salvación del hombre ocurre por medio del amor y en amor». Yo creo que encontrar el amor y desarrollar la intimidad es algo esencial para el bienestar emocional y para encontrar el significado que buscamos. Este amor profundo surge de lo más profundo del alma. Le invito a que enfoque mucha energía y compromiso en esas personas que están a su alrededor y así establezca el amor y la intimidad que son esenciales para el bienestar emocional.

3. Vivir de manera intencional

Siempre les decimos a los pacientes y a los participantes en los estudios de investigación que no les estamos pidiendo que pongan sus vidas al revés, sino que vivan de manera más intencional. Examine su vida y busque las oportunidades para encontrar gozo y felicidad, al igual que significado y bienestar.

4. Disciplina y enfoque

Vivir de manera intencional requiere de disciplina. Al agregar una estructura a nuestras vidas, creamos la clase de espacio que nos permite explorar varias emociones además de interactuar con las personas a nuestro alrededor. Vivir de manera intencional también nos permite enfocar nuestra energía en esas cosas que son importantes y desechar aquellas que son menos importantes. Si usted enfoca su energía de manera intencional en tratar de lograr el equilibrio y el bienestar en su vida, logrará marcar una gran diferencia en su capacidad de alcanzar sus metas.

5. Auto aceptación y reafirmación

Un verdadero bienestar emocional puede ser difícil de alcanzar si usted no se acepta a sí mismo. Esta cualidad clave puede parecerle obvia, pero muchos de nosotros luchamos con ello. Aceptar que usted tiene el derecho de tener una vida más alegre y significativa es esencial. Eleanor Roosevelt, quien venció sus inseguridades para luego llevar una vida notable de servicio al bienestar de la humanidad dijo una vez: «Nadie puede hacerlo sentirse inferior sin su consentimiento». Recuerde esto y deje de pensar que usted no vale la pena.

6. Espiritualidad

Conectarse con su lado espiritual es una de las formas importantes con la que nos conectamos con nuestro ser interno, al igual que con otros seres humanos. Desgraciadamente, muchos de nosotros ignoramos nuestra salud espiritual. Trate de buscar, explorar y practicar aquello que trae un significado más profundo a su vida y que le puede sostener aun en medio del dolor y el trauma.

7. El perdón

Perdonar puede ser muy difícil, particularmente si otros nos han herido, o insultado, pero es vital para restaurar las relaciones y lograr el bienestar personal. También debemos perdonarnos a nosotros mismos por cosas del pasado o lo que consideramos como defectos. En el libro, *El regreso del hijo pródigo*, el teólogo Henri Nouwen declara que no hay espacio para el resentimiento en un corazón que pueda perdonar.[9] El resentimiento es algo que nos corroe, limita e inmoviliza. Pero el perdón, tal como lo dice Nouwen, conlleva el elemento importante de la compasión. La compasión por los demás y por nosotros mismos nos beneficia grandemente cuando encontramos la fortaleza para perdonarnos a nosotros mismos y a los demás.

8. Aferrarnos al gozo

Muchos de nosotros dedicamos una gran cantidad de tiempo a buscar formas de ser más felices en nuestra vida. Sin embargo, muy pocos de nosotros dedicamos tiempo para buscar una cualidad más profunda que yo llamo «gozo». Es fácil enredarnos en esto de planear para el futuro a tal grado que ignoramos apreciar todas las cosas que nos están sucediendo ahora. Todo nosotros podemos beneficiarnos al buscar esas cosas maravillosas que ocurren cada día en nuestras vidas y que proveen la base del verdadero gozo. Aferrarnos a este maravilloso aspecto de nuestra existencia humana nos ayuda a reafirmar el bienestar emocional.

Dos aspectos en el estilo de vida que afectan el bienestar

En el Índice de Vida Equilibrada, incluimos dos aspectos que afectan el equilibrio y el bienestar en muchas personas. Tener sobrepeso o ser obeso es un asunto complicado que está entrelazado con muchos aspectos de la salud y el equilibrio, incluyendo la nutrición, la actividad y aspectos particulares del bienestar. Fumar también arriesga el equilibrio en la salud y el bienestar.

Control de peso y bienestar

Mantener su peso dentro del rango saludable (índice de masa corporal 18.6 a 24.9) le trae muchos beneficios. Disminuye significativamente el riesgo de enfermedades del corazón, diabetes, apoplejía, presión arterial alta, artritis y algunas clases de cáncer. Es menos probable que sufra de depresión y ansiedad. Usted se ve y se siente mejor. Y muy probablemente vivirá más tiempo.

Mantener su peso equilibradamente puede ser un desafío. Casi dos terceras partes de los adultos estadounidenses tienen sobrepeso o son obesos (IMC 25 ó superior).[10] Estar por debajo del peso normal (IMC 18.4 ó menor) aumenta el riesgo de salud. Entre 0.7 y 2.4 por ciento de los estadounidenses adultos se encuentran por debajo del peso normal.[11]

Las recomendaciones de MiPirámide y las estrategias de *Su plan para una vida equilibrada* pueden ayudarle a mantener un peso saludable y también a perder o ganar peso. Los siguientes son algunos consejos:

Estrategias para bajar de peso—No es complicado

1. Queme más calorías que las que come. Reducir aproximadamente 500 calorías de su consumo diario de calorías por lo general hace que se pierdan una o dos libras por semana, lo cual es un ritmo saludable. Enfatice los alimentos que tengan muchos nutrientes, en lugar de las calorías discrecionales, mientras hace el Plan de Nutrición Equilibrada. El Planificador de Comidas del sitio StartMakingChoices.com puede crear menús que le ayuden a lograr esta meta.

2. Haga actividad física de manera regular. La actividad física regular (Treinta minutos al día) le ayuda a mantener una masa muscular y un metabolismo sin grasa mientras pierde peso. La investigación muestra que la pérdida de peso a largo plazo más exitosa y las estrategias de mantenimiento combinan la nutrición equilibrada con la actividad regular.

La investigación muestra que la pérdida de peso a largo plazo más exitosa y las estrategias de mantenimiento combinan la nutrición equilibrada con la actividad regular.

3. Piense en un equilibrio a largo plazo, no en una dieta a corto plazo. Las personas que bajan de peso y se mantienen así por largo tiempo adoptan estrategias nutricionales y de actividad equilibradas como un nuevo estilo de vida, no como una dieta a corto plazo.

Estrategias para subir de peso—No es complicado

Si usted pesa menos de lo normal, las estrategias de la nutrición equilibrada y la

132

actividad le ayudarán a mejorar esta condición. Consultar a un profesional de nutrición o de salud también es algo inteligente. Aquellos adultos que tengan riesgo de anorexia o bulimia deben consultar con un profesional de la salud.

1. Coma más calorías que las queme. Aumentar entre cien y quinientas calorías de consumo diario de calorías hará que suba de peso. Use las recomendaciones de MiPirámide para seleccionar los alimentos que tengan una gran cantidad de nutrientes y de energía. Considere los suplementos nutricionalmente equilibrados cuando coma bocadillos o comida en general. Utilice el Planificador de Comidas en el sitio StartMakingChoices. com para planear menús que satisfagan sus objetivos de nutrición y calorías.

2. Practique la actividad física de manera regular. Actividades como las caminatas ligeras, el entrenamiento ligero de resistencia y el estiramiento le ayudarán a mantenerse en forma mientras sube de peso.

Fumar y el bienestar

Fumar es un hábito que afecta su calidad de vida y su bienestar. Es la causa más importante de muertes preventivas en Estados Unidos, y contribuye con más de 400.000 muertes al año. El humo del cigarro de terceros aumenta la bronquitis en los niños que viven con un fumador y presentan otros riesgos. Fumar es un obstáculo para lograr un equilibrio óptimo en la vida.

La mayoría de los fumadores conocen los peligros del fumar, y la mayoría quieren dejarlo. Si usted fuma, dejar de hacerlo debe ser uno de sus objetivos para obtener una vida de bienestar equilibrado. Pero dejar de hacerlo no es fácil. Puede que necesite intentarlo muchas veces. Una gran variedad de apoyo, desde medicamentos hasta programas estructurados, se encuentran disponibles. Algunos sitios web útiles son http://www.americanheart.org/ presenter.jhtml?identifier=3015971, http://www.cancer.org/docroot/ESP/ ESP_0.asp, http://www.cancer.gov/espanol y http://www.lungusa.org/site/ pp.asp?c=dvLUK9O0E&b=33214. *The Last Puff* [La última bocanada] de John Farquhar y Gene Spiller, describe técnicas que muchos ex fumadores han utilizado para dejar de hacerlo.[12]

Caminando a la meta exitosamente:
La historia de Betsy

Betsy, de cuarenta y seis años, había llegado a ser vicepresidenta de mercadeo de una gran compañía pero sentía que su trabajo le estaba erosionando su tiempo personal y familiar. Aunque disfrutaba el éxito de su trabajo, ella sabía que su esposo y sus dos hijas adolescentes se sentían igual. Ella quería volver a equilibrar su vida.

No era de sorprender que su puntuación de IVE inicial en el área de bienestar fuera muy baja. Se sentía insatisfecha con el tiempo que tenía para su familia y para sí misma debido a las demandas del trabajo y a una constante cantidad de correos electrónicos que le interrumpían sus noches. Sentía una gran tensión y aunque sabía que no debía fumar, los cigarrillos aliviaban algo de su tensión y la ayudaban a mantener un peso estable. Ella no se sorprendió al darse cuenta que su puntuación del bienestar en el IVE era 100 (de 300) colocándola en la categoría inferior.

Motivada a realizar algunos cambios, Betsy implementó gradualmente sus estrategias de cambio en los siguientes seis meses. Puso en su agenda una «cita» de quince a veinte minutos cada día que utilizaba en un tiempo privado ininterrumpido. Para mejorar el equilibrio entre el trabajo y la vida hogareña, comenzó a revisar sus correos electrónicos del trabajo sólo una vez en la noche, después de la cena y respondía únicamente si era una emergencia. Colocar este límite simple disminuyó su tensión y aumentó su tiempo con la familia.

Su próximo paso fue dejar gradualmente el cigarrillo, fumando menos de media cajetilla al día y se inscribió en un grupo de apoyo para dejar de fumar. Seis meses después, Betsy había dejado de fumar completamente y estaba caminando cuatro veces a la semana, utilizando el Programa de Caminata Equilibrada. Su triunfo al adoptar estrategias pequeñas para mejorar su bienestar le ha dado a Betsy una nueva confianza en sí misma y felicidad.

Personalice su Plan de Bienestar

Es momento de crear algunas prioridades para su Plan de Bienestar Equilibrado. Observe la hoja de trabajo para el establecimiento de metas al final de este capítulo y escriba una meta de bienestar que usted crea que es la más importante. Desarrolle algunas estrategias específicas y pasos de acción para ello. Luego, en orden de prioridad, escriba las otras metas y agregue estrategias y pasos de acción para cada una de ellas también.

No olvide que la jornada hacia el equilibrio a veces es más sencilla cuando se hace con un amigo. StartMakingChoices.com le ofrece una comunidad virtual de expertos (entre ellos me incluyo) y personas como usted que están tratando de encontrar el equilibrio. La sección del bienestar en el sitio con frecuencia presentará nuevos artículos sobre el alivio de la tensión, equilibrio del trabajo y la vida y otros temas sobre el bienestar. Usted también puede seguir el progreso de otras personas al mirar sus blogs. Entre tanto que crece la comunidad, usted puede convertirse en un experto confiable para otra persona.

Dentro de su planificación, recuerde que el bienestar abarca muchas preocupaciones personales y asuntos que se relacionan con el equilibrio. Así que piense cuidadosamente de qué forma encajan las diferentes metas, estrategias y pasos de acción que ha identificado. ¡Adelante con el éxito!

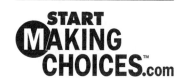

Su plan para una vida equilibrada
Hoja de trabajo para el establecimiento de metas: Bienestar

Meta 1:

Estrategias:_____

   Pasos de acción _____

Estrategias:_____

   Pasos de acción _____

Estrategias:_____

   Pasos de acción _____

Meta 2:

Estrategias:_____

   Pasos de acción _____

Estrategias:_____

   Pasos de acción _____

Estrategias:_____

   Pasos de acción _____

Meta 3:

Estrategias:_____

   Pasos de acción _____

Estrategias:_____

   Pasos de acción _____

Estrategias:_____

   Pasos de acción _____

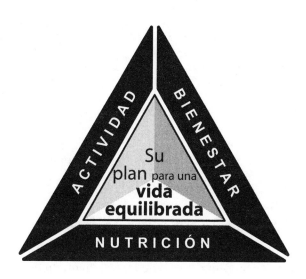

Active su plan personal para lograr una vida equilibrada

El gran momento ha llegado. Es el momento de tomar todas las ideas y hacer un plan sencillo y organizado que le ayudará a obtener más equilibrio en su vida. Recuerde que hay cuatro pasos que le llevarán de sólo pensar en los cambios a realmente llevarlos a cabo:

1. Evalúe sus necesidades específicas. Las puntuaciones del Índice de Vida Equilibrada le indicaron las áreas donde usted se encuentra firme y las áreas donde usted necesita esforzarse. Usted puso, en orden de prioridad, las metas más importantes basándose en el IVE y sus deseos.

2. Haga un plan práctico que trate con esas necesidades. Teniendo en mente sus metas principales en orden de prioridad, usted utilizó las hojas de trabajo para el establecimiento de metas para identificar metas mensurables y específicas además de estrategias y pasos de acción que le ayuden a alcanzar esas metas. En un momento, usted va a convertir esas metas y estrategias en un calendario programado.

3. Mire su plan como algo continuo y a largo plazo. El objetivo es lograr cambios positivos que le ayuden a vivir una de una forma equilibrada. Usted determina los pasos de acción en su plan, y decide cual va a ser el ritmo. Para motivarse, usted puede seguir su progreso utilizando la sección de monitoreo que se encuentra en su calendario programado, o en el sitio

StartMakingChoices.com. Vuelva a evaluarse, reafirme y haga ajustes en diferentes períodos para seguir adelante.

4. Establezca un equipo de apoyo. Si su familia está con usted, invítelos a participar, para que lo apoyen y sean su «equipo». Si usted es soltero y no tiene hijos, hable con sus amigos. Comparta las ideas de una vida equilibrada. Probablemente reclutará un equipo que quiera hacerlo con usted o al menos, le animen.

Uniendo todas las piezas de su plan personal

Ya que los tres dominios del equilibrio: la nutrición, la actividad y el bienestar trabajan unidos, usted seleccionó una meta principal de cada dominio. Estas metas tonifican su plan. Luego utilizó las hojas de trabajo para el establecimiento de metas para identificar las metas específicas y para escribir las estrategias y los pasos de acción que necesitaba mientras leía los capítulos sobre nutrición, actividad física y bienestar.

Es hora de unir todo eso. Usted tiene tres opciones:

1. Puede utilizar el formulario en blanco del Calendario y Monitor del Programa Equilibrado de la página 142 para crear su programa desde cero.

2. Puede saltar a la página 143 y utilizar nuestra plantilla del Calendario y Monitor del Programa Equilibrado como fundamento y modificarlo.

3. Puede utilizar el programa personalizado de StartMakingChoices.com.

Suscribirse es sencillo, fácil y gratuito. En base a su información y al puntaje del IVE, se genera un plan semanal con opciones de actividad física y comidas recomendadas. Usted puede personalizar las opciones recomendadas utilizando sus comidas y sus actividades favoritas. StartMakingChoices.com guardará esa información, lo que le servirá para monitorear y registrar sus elecciones individuales del plan recomendado. Si lo desea,

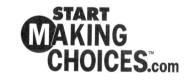

también puede imprimir ese plan para usarlo como referencia y para analizar su progreso en línea (recuerde que no debe empezar todo de una vez, particularmente en lo que se refiere al entrenamiento de resistencia y el entrenamiento aeróbico).

Planifique su propio programa desde cero

Primero, veamos una muestra de lo que hay que hacer, y luego le daré un formulario para comenzar. Supongamos que su primera prioridad de la nutrición equilibrada es consumir, al menos, las porciones diarias recomendadas de frutas. También decidió comenzar con el Programa de Caminata Equilibrada y, en general, intentar ser más activo. En lo que respecta a su bienestar, su meta principal es tener más tiempo con su familia y sus amigos. Decidió tener tiempo para ellos y fundamentó sus pasos de acción en esa estrategia.

Una muestra de cómo sería su calendario en las semanas uno y dos se encuentra en la página 141. Como puede ver, usted puede poner lo que necesita y lo que le funcione. Debo agregar que es una buena idea programar cuándo va utilizar el Índice de Vida Equilibrada para analizar su progreso.

En tanto que sus pasos de acción se convierten en nuevos hábitos saludables, continúe añadiendo nuevas metas y estrategias a su planificador. Le recomiendo que planee sus cambios con un mes de anticipación y realice sus actualizaciones sólo una vez al mes. Por supuesto, haga lo que le funcione mejor a usted, sea esto semanal, quincenal o bimestral. Recuerde que debe ser flexible. Su plan es sólo una guía. No tiene que seguirse al pie de la letra. Sencillamente le ayuda a mantenerse en el camino correcto.

Planifique su programa utilizando la plantilla

Si a usted le gusta tener un poco de estructura o una muestra, una plantilla de un calendario programado se encuentra en la página 143. Incluye el programa de caminatas porque es fácil iniciarlo mientras se prepara para intentar el plan de alimentación de dos semanas. Si gusta, puede hacerlo al revés. Siéntase libre de modificar las estrategias y los pasos de acción dependiendo de sus necesidades. Sea flexible.

Para ayudarle en su evaluación continua y en su proceso de planificación, encontrará un conjunto de herramientas de planificación en el apéndice. Siéntase libre de copiarlas.

Calendario y Monitor del Programa Equilibrado										
E= Estrategia; P= Paso de acción		Ponga una marca para registrar la acción								
Semana # 1		Estrategias y pasos de acción	L	M	M	J	V	S	D
Nutrición	E	Comer al menos cinco porciones más de fruta esta semana							
	P	Llevar fruta como bocadillo el L M V							
	P	Fruta como postre después de dos cenas							
Actividad	E & P	Llevar a cabo el Programa de Caminatas de la semana 1							
	P	Utilizar las gradas del trabajo cuando sea posible							
Bienestar	P	Sábado por la tarde: Caminata familiar y picnic en el parque							
Semana # 2									
Nutrición	E&P	Continuar con la estrategia de los bocadillos y los postres de la semana 1							
	P	Agregar fruta al desayuno el martes, jueves y sábado que sume un total de ocho porciones adicionales							
Actividad	E&P	Llevar a cabo el Programa de Caminatas de la semana 2							
Bienestar	P	Jueves: Invitar a los vecinos para hacer una parrillada.							
Fin de semana 2		Volver a hacer el IVE para analizar el progreso							

Calendario y Monitor del Programa Equilibrado									
Semana	Estrategias y pasos de acción	L	M	M	J	V	S	D	

Plantilla del Calendario y Monitor del Programa Equilibrado									
Semana		Estrategias y pasos de acción	L	M	M	J	V	S	D
Semana 1									
Actividad		Comenzar el programa de caminatas de la semana 1							
Nutrición		Comer al menos una verdura (que no sea papa) durante el almuerzo y la cena todos los días.							
Bienestar		Prioridad en el control de la tensión: Programa de Caminatas							
Semana 2									
Actividad		Programa de Caminatas semana 2							
Nutrición		Continuar el paso de acción de las verduras Leer el plan de comidas de dos semanas; hacer la lista de compras							
Bienestar		Control de la tensión: Utilice un periodo de descanso de diez minutos en el trabajo.							
EVALUAR		Vuelva a realizar el IVE y anote su progreso.							
Semana 3									
Actividad		Programa de Caminatas semana 3 Utilice las escaleras en el trabajo							
Nutrición		Continúe la estrategia de las verduras; añada fruta como bocadillo Compre para el plan de alimentos de dos semanas							
Bienestar		Seleccione una estrategia para tener tiempo con la familia							
Semana 4									
Actividad		Programa de Caminatas semana 4							
Nutrición		Comience el plan de comidas de la semana 1							
Bienestar		Continúe de manera intencional su tiempo con la familia							
EVALUAR		Vuelva a hacer el IVE y anote su progreso. ¡Dése una gratificación!							

Semana 5									
Actividad		Programa de Caminatas semana 5							
Nutrición		Continúe el plan de comidas de la semana 2							
Bienestar		Planee mediodía de relajación personal							
Semana 6									
Actividad		Programa de Caminatas semana 6							
Nutrición		Utilice el planificador de comidas para planear las comidas de esta semana; repita las comidas del plan de dos semanas que disfrutó; seleccione sus propios platillos favoritos que enfaticen los objetivos de las verduras.							
Bienestar		Paseo con la familia: Escalar, picnic, cine, juego de pelota							
EVALUAR		Vuelva a hacer el IVE y anote su progreso							
Semana 7		Continúe el curso							

Planee su programa utilizando el planificador y las herramientas de StartMakingChoices.com

Usted puede ampliar su experiencia con *Su plan para una vida equilibrada* en StartMakingChoices.com. Después de suscribirse, usted tiene acceso a todas las herramientas en línea que le ayuden a controlar y monitorear los tres fundamentos del plan: La nutrición, la actividad y el bienestar. La membresía es gratis y para suscribirse sólo necesitará unos pocos minutos.

Creando su plan para una vida equilibrada

Después de completar la encuesta y recibir su IVE, obtendrá un plan inicial personalizado con respecto a sus preferencias sobre alimentación, actividades y bienestar. Usted puede mejorar ese plan identificando sus metas personales de equilibrio, de alimentos favoritos y de sus actividades preferidas.

Monitoreando su progreso

Registre sus actividades diarias para ver cuántas calorías ha quemado y que tan activo ha sido. Escriba la información de lo que ha comido de tal manera que pueda tener un buen registro de su plan de nutrición. Este diario personal actualizará automáticamente su IVE. Entre más continuo sea su registro de información, más útil y exacto será el monitoreo de su progreso. Una variedad de gráficas, tablas y monitores le mostrarán el avance de sus metas. Es fácil monitorear su progreso y asegurarse que está aprovechando al máximo su potencial.

Aun cuando la puntuación del IVE es algo personal, también puede ver la puntuación de otros miembros de StartMakingChoices.com, si eso le da motivación.

Obteniendo apoyo para triunfar

StartMakingChoices.com le provee muchas herramientas que puede utilizar. Muchos expertos dan consejos útiles, y sirven de mentores a los miembros de la comunidad. Encontrará nuevos artículos, consejos, recetas y herramientas con

---

Una pequeña nota acerca de los problemas de peso

Si una de sus metas es esforzarse para tener un peso saludable, sea que necesite subir o bajar de peso, los pasos de cambio en *Su plan para una vida equilibrada* son ideales. Debido a su énfasis en la nutrición equilibrada, la actividad adecuada y la atención a los asuntos del bienestar, su plan fácilmente puede ser personalizado para ayudarle a lograr sus metas de peso. Recuerde que una meta saludable y segura con respecto al peso es perder entre una y dos libras por semana. Pérdidas más grandes se asocian no sólo con la pérdida de fluidos, sino también con la pérdida de masa muscular sin grasa, algo contraproducente. Si su meta es perder grasa, asegúrese de mantener la masa muscular sin grasa, el motor del metabolismo del cuerpo. Así que su plan debe incluir ambas cosas, nutrición y una actividad física regular.

Los siguientes son varios consejos que le ayudarán a modificar su plan para lograr sus objetivos de peso:

Nutrición para una pérdida de peso. La clave para perder peso es ingerir menos energía (calorías) de la que usted gasta en las actividades diarias. Como regla general, su plan de alimentación para perder peso debe tener aproximadamente 500 calorías menos de la cantidad que su peso necesita mantener. Por ejemplo, si usted mantiene su peso comiendo 2.100 calorías al día, entonces usted debe tratar de consumir solamente 1.600 calorías. Sea consciente que comer menos de 1.200 calorías al día no es recomendable porque es muy difícil que calce con los nutrientes adecuados y puede causar que su cuerpo entre en un estado de «inanición» y disminuya su metabolismo.

Al hacer el plan de comidas, continúe con sus metas de nutrición equilibrada, enfatizando las frutas y las verduras, una menor cantidad de consumo de grasa, y mucha proteína sin grasa. Al suscribirse al programa en línea de StartMakingChoices.com usted podrá hacer planes de alimentación de acuerdo con el nivel de calorías proyectado en su control de peso y anotar su progreso.

Nutrición para subir de peso. Si usted necesita subir de peso, entonces trate de ingerir 500 calorías más que las necesarias para mantener su peso actual. Si mantiene su peso actual con 1.600 calorías al día, intente consumir 2.100 calorías al día. Enfatice alimentos que contengan nutrientes y calorías.

Actividad física. Para preservar la masa muscular sin grasa y para ayudarle con la pérdida de grasa, usted necesita una actividad regular. El Plan de Caminata Equilibrada es algo ideal. Sólo tiene que mantenerse en movimiento. Si usted quiere subir de peso, aun así debe seguir haciendo un programa de ejercicios por todos los beneficios que trae su salud.

Bienestar. La tensión con frecuencia puede sabotear los planes de un cambio de peso. Utilizar algunos de los dos consejos del control de la tensión puede ayudarle a evitar recaídas tales como comer sin pensar, o dejar de hacer su programa de actividades, o quizás perder el apetito y no comer correctamente.

Todo está en la constancia. Todos van a desviarse del plan de vez en cuando. No utilice un período corto o dejar de hacer ejercicio por un día como una excusa para abandonarlo todo. Empiece desde donde se quedó. Si ha pasado un período más largo, entonces busque un punto inicial y comience desde allí. Siempre habrá montañas y valles. La constancia a largo plazo le llevará a alcanzar sus metas.

información de la temporada, útil y personal.

Si usted disfruta cocinar, entonces disfrutará realmente las recetas y las herramientas de planificación de comidas. Usted puede buscar recetas de una variedad de categorías incluyendo tiempo de cocción e ingredientes o intentar algunas recetas favoritas recomendadas para la temporada.

Utilice una variedad de herramientas y recursos educacionales para mantenerse informado y ayudarle a tomar decisiones más inteligentes: Calculadoras para determinar su IMC; ritmo proyectado del corazón para actividades cardiovasculares; consumo óptimo de calorías y una guía para las etiquetas de nutrición que le ayuden a mejorar su comprensión de cómo leer las etiquetas de nutrición son algunas de las herramientas disponibles.

Compartiendo con la comunidad

Lograr sus metas puede ser fácil si las comparte con un amigo. StartMakingChoices.com ofrece un conjunto creciente de presentaciones comunitarias que le permitirá compartir historias y consejos además de pedir ayuda y retroalimentación.

La pizarra de mensajes le permite comunicarse con otros en el sitio StartMakingChoices.com; quizás pueda conocer nuevos amigos. Un boletín electrónico mensual le provee consejos personalizados relevantes, recetas y ofertas.

Es así de fácil

Cuando usted ha hecho su tarea: evaluó sus necesidades y puso sus metas en orden de prioridad, la planificación se realiza rápidamente. En el próximo capítulo, exploraremos algunos desafíos comunes que tal vez pueda encontrar al implementar su plan.

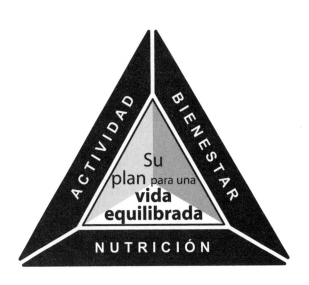

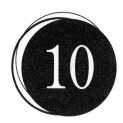

Vaya por el camino correcto y manténgase allí

En los últimos veinticinco años como doctor e investigador, he visto a miles de personas triunfar al cambiar sus vidas y también he visto a muchos desfallecer. He llegado a la siguiente conclusión:

Las personas desfallecen en los asuntos prácticos que son fáciles de resolver si se tienen las estrategias adecuadas.

Seis senderos para el éxito

Con los años, hemos identificado seis barreras principales que obstaculizan la mejoría de un equilibrio en la vida.

1. Deshágase del hábito de posponer las cosas.

Todos lo hacemos. Quizás pensamos: *Mañana comenzaré mi programa de caminata* o *Mañana comenzaré a comer más frutas y verduras porque estoy muy cansado para ir al supermercado hoy* o *Mañana llamaré a mis amigos para que cenemos juntos.* Todos encontramos formas de posponer esas cosas que no sólo debemos hacer si no que, genuinamente, queremos hacer. La inercia es una fuerza física y emocional poderosa; quizás le tememos al fracaso. La mejor forma de acabar con la barrera de posponer las cosas es identificándola. Luego ocupe un momento para dar un pequeño paso *hoy* en lugar de mañana. Quizás ese paso es una caminata de diez minutos o llamar a un amigo. Realizar pasos pequeños de manera regular requiere de un poco de preparación y planificación. Pero si usted ha leído hasta esta página, eso significa que ya ha comenzado.

2. Establezca metas realistas.

Todos conocemos personas que han intentado bajar diez libras una semana antes de su reunión con sus ex compañeros de secundaria o universidad o antes del verano. Aunque es posible perder diez libras de agua en una semana, es muy insalubre y ese peso inevitablemente volverá. Una y otra vez, las personas cometen grandes errores en lo que respecta a cambiar sus vidas porque enfrentan los asuntos de manera incorrecta y realizan estrategias equivocadas desde el primer día.

Una y otra vez, las personas cometen grandes errores en lo que respecta a cambiar sus vidas porque enfrentan los asuntos de manera incorrecta.

Los voluntarios que participan en nuestros estudios de caminata con frecuencia piensan que correr será más eficaz que caminar, pero muchos de ellos han sido sedentarios por muchos años. Correr no sólo sería algo muy incómodo, sino que también pondría en peligro sus huesos y sus articulaciones. Al pensar en cambiar su vida y mejorar su equilibrio hágase las siguientes preguntas:

1. *¿Qué es lo que quiero cambiar para mejorar el equilibrio en mi vida?*

2. *¿Qué puedo hacer que calce con las realidades de mi vida de tal forma que no tenga que poner mi vida de cabeza?*

Al evaluar su condición actual y pensar en lo que desea cambiar, usted está creando planes de cambio que probablemente le llevarán al éxito.

3. Aproveche su poder personal.

Muchos de nosotros, en nuestro interior, no creemos que tengamos el poder de realizar cambios positivos en nuestra vida. Tendemos a mirar aquellos momentos cuando fracasamos en nuestras metas en lugar de ver los momentos cuando tuvimos éxito. Con frecuencia, parece que la circunstancia está en contra de nosotros. El término psicológico «lugar de control» describe donde la persona siente que el poder para realizar cambios reside. Las personas que tienen un lugar de control interno creen que tienen el poder para dar pasos y realizar cambios en sus vidas. Aquellas personas que tienen un lugar de control «externo» creen que, esencialmente, no tienen ningún poder y que el curso de su vida está determinado por los demás. Analice cuidadosamente sus actitudes con respecto al control. ¿Está usted regalando su poder? Usted tiene la habilidad de lograr equilibrio y cambio en su vida. Si usted se siente inhabilitado, quizás es que no está viendo los asuntos de manera adecuada. ¿Puede usted caminar diez minutos hoy o mañana? ¿Puede hacer su almuerzo con pan integral? Si usted puede dar estos pequeños pasos, usted va camino al éxito.

4. Piense de manera positiva.

A veces sentimos que tenemos que lograr todos nuestros sueños y nuestras metas porque si no significa que hemos fracasado. Los voluntarios de nuestros estudios de control de peso pueden decir: «Pero nunca podré bajar el peso que quiero; nunca lo he podido hacer antes». El peligro de esta perspectiva es que si no logra su objetivo, se sentirá totalmente fracasado y se rendirá. Con frecuencia el objetivo proyectado de estas personas ni siquiera es realista. He visto voluntarios en nuestros estudios de control de peso que han bajado treinta libras en treinta semanas pero que se sienten fracasados ¡porque no perdieron cincuenta!

Las personas que tienen un lugar de control interno creen que tienen el poder para dar pasos y realizar cambios en sus vidas.

151

Una libra por semana de pérdida de peso es un nivel realista y muy saludable.

Debe reconocer que el proceso de cambio tendrá sus valles y montañas y que mantenerse con el programa a veces será más fácil que otras ocasiones. Felicítese por los cambios positivos que logra, y no se culpe por las metas posiblemente inalcanzables que no logre. Edifique sus logros de manera realista; y puede que se sorprenda algún día cuando sobrepase ese objetivo inalcanzable.

5. Planee con anticipación.

Con frecuencia, las personas que tienen excelentes intenciones fallan en un asunto básico que se relaciona con la planificación o la preparación. Usted puede poner en peligro su programa de caminatas si no planea cuándo va a caminar o qué va a hacer si el clima es demasiado caliente, demasiado frío, si está nevando, si está lloviendo; cualquier cosa. Muchas personas quisieran comer más frutas y verduras pero no dan los pasos necesarios para hacer que eso sea algo sencillo. Si usted deja manzanas y bananos en el tazón de frutas de la cocina y mantiene el apio y las zanahorias cortadas en un contenedor de fácil acceso en el refrigerador, es más probable que se las coma. Y la lista sigue: No anotar las sesiones de actividades diarias en su planificador causa que sea más fácil saltarse las actividades; si no se coloca metas consistentes probablemente no va a adoptar cambios efectivos y coordinados a largo plazo. Una vez más, la mayoría de las personas fracasan en los asuntos pequeños, no en los grandes, en lo que respecta a hacer cambios positivos para lograr el equilibrio. La planificación y la preparación pueden parecer pasos sencillos, pero son absolutamente vitales para lograr su meta.

> *La planificación y la preparación son absolutamente vitales para lograr su meta.*

6. Viva en el presente.

La mayoría de nosotros pasamos demasiado tiempo arrepintiéndonos del pasado o temiendo el futuro. Busque estrategias que le permitan vivir el momento. Sí, planificar y prepararse son cosas importantes, pero el objetivo de la planificación es liberarle para que viva en el presente, para que abandone el pasado (uno no puede cambiarlo) y que no tema al futuro (usted lo ha planeado y usted está preparado para ser flexible).

Domine las vallas y gane la carrera

Llevar a cabo un plan que realice cambios para mejorar el equilibrio de su vida es como una carrera de vallas. Por supuesto, uno puede ver la línea de meta, pero para llegar allí, usted tiene que saltar una cantidad de obstáculos. Muchas personas cometen el error de mirar a la línea de meta y no se fijan en cada obstáculo que tienen por delante. Si usted mantiene su enfoque en ambas cosas: los pasos que está dando y las vallas, o sea, los asuntos prácticos que pueden obstaculizarlo, usted puede llevar un buen ritmo que lo haga triunfar; que logre su objetivo de una mejoría en el equilibrio, que le dé un cambio permanente y un estilo de vida más feliz y más saludable.

Del sueño a la realidad: Susan y Mark

Susan y Mark tienen poco más de treinta años, dos gemelos de tres años y una hija de seis meses. Al igual que muchas parejas que tienen niños pequeños y donde ambos trabajan, todos los días se sentían al borde del caos. Querían volver a obtener el equilibrio. Cuando tomaron la encuesta de la vida equilibrada su puntuación en las áreas de nutrición y actividad fueron bien bajas aunque tuvieron una buena puntuación en el área de bienestar. Susan y Mark descubrieron que su nutrición estaba desequilibrada. Ambos comían sólo media taza de frutas y verduras al día. Los almuerzos de comida chatarra con frecuencia contenían queso-burguesas o burritos con refrescos gaseosos.

Susan y Mark sabían que comían demasiados dulces y bocadillos. Juntos planearon hacer cambios graduales en sus hábitos nutritivos. Querían comer mejor por su propio bienestar, pero aun más importante, porque querían dar un buen ejemplo a sus hijos.

Durante los siguientes tres meses, Susan y Mark aumentaron de manera gradual las frutas y las verduras que comían. Utilizando el planificador de alimentos, se aseguraron de tener ingredientes para hacer una ensalada y verduras como parte de la cena. Para aumentar la comida integral, hacían emparedados con pan integral en el almuerzo e incluían más pastas integrales en la cena. También tomaban leche o jugo puro de frutas durante el almuerzo. Empezaron a limitar su consumo de dulces como postre para después de la cena y cuando querían algo crocante, escogían palomitas de maíz, zanahorias y apio en lugar de papas fritas.

Recuerde que el equilibrio es hacer cambios de manera gradual que lo lleven a una nueva forma de vida que lo hagan más saludable y más feliz.

Con estos pequeños cambios, su puntuación en el área de nutrición del IVE subió hasta la categoría de excelente. Susan dijo que lo más impresionante acerca del Programa de Nutrición Equilibrada era el gran impacto que unas pocas elecciones sencillas lograron.

Estimulados por el éxito, Susan y Mark comenzaron a caminar durante sus horas de almuerzo, siguiendo el Programa de Caminata Equilibrada.

Los fines de semana, salían a caminar con sus hijos. El ritmo era más lento pero todos podían disfrutar del tiempo juntos. «Nuestra vida sigue siendo igual de ocupada», dijo Mark, «pero ahora nos sentimos en control. Usar ese plan nos ayudó a tomar las decisiones que necesitábamos para lograr nuestras metas».

Volviendo al camino

¿Quién no se desvía del equilibrio? Recuerde que el fracaso no es caer, el fracaso es no levantarse.

Una recaída no es un derrumbe. No caiga en la trampa de utilizar un resbalón, ya sea comer en exceso durante las fiestas navideñas o dejar de caminar por una semana, como una razón para abandonarlo todo. Si escucha una voz interna que le dice: *No puedes ser constante,* responda diciendo: *¡Sí puedo y lo demostraré!* No pierda el tiempo arrepintiéndose por lo que ha hecho antes. ¡Déjelo atrás y siga adelante! ¿Qué puede hacer en este momento para comenzar a volver al camino del equilibrio? Quizás eso significa guardar este libro y caminar alrededor de la cuadra o solamente alrededor de la casa. O quizás comerse una manzana, hacer un poco de ejercicio con los dedos de los pies, o planificar una cena saludable. ¡Cada paso pequeño hacia delante es una gran ayuda!

Analice por qué se resbaló. ¿Su meta era realista? ¿De qué forma puede encauzarla mejor de tal forma que sea más práctica? ¿Intentó hacer demasiado en muy poco tiempo? ¿Cambió completamente su alimentación o el programa de caminatas? Recuerde que el equilibrio es hacer cambios de manera gradual que lo lleven a una nueva forma de vida que lo hagan más saludable y más feliz. Usted escoge las metas y coloca el ritmo que mejor le funciona.

¿Surgieron algunos obstáculos físicos? Si un dolor en la rodilla o el talón le impide seguir el programa de caminatas, intente asistir a una clase de ejercicios aeróbicos acuáticos. O visite a un terapeuta físico que le ayude a resolver el problema físico. Siempre hay una solución para cada problema.

Recuerde que usted vale la pena. Recuerde que usted vale la pena el esfuerzo que haga, aunque no lo crea en este momento. Recuerde que debe vivir el presente pensando lo que desea hacer hoy y deje de pensar en el pasado. Luego, dé un paso positivo hoy que lo lleve en la dirección que usted desea.

Siga adelante. Si queremos salir de un lugar incómodo donde nos encontramos, tenemos que seguir adelante, hacia el frente. No queremos ir en círculos. Debemos mirar

No olvide reír y disfrutar los pequeños placeres de hoy.

lo que está frente a nosotros, entender esos obstáculos y sobrepasarlos. Las estrategias sencillas de planificación de este libro pueden ayudarle a tener un buen enfoque y adaptar sus decisiones de tal forma que siga adelante.

Celebre sus logros. Usted ha hecho algo positivo aun cuando sólo sea comenzar a hacer un plan mientras lee este libro. Vea lo que ha hecho. La mayoría de las personas avanzan más de lo que consideran haber hecho. Celebre esos logros. Recuerde encauzar los asuntos de manera adecuada.

Ría todos los días. Un poco de humor puede aliviar el espíritu y colocar las cosas en perspectiva. Con frecuencia vemos los pequeños errores demasiado en serio. Y tener un pequeño resbalón en sus metas puede ser sólo un pequeño error. Mucho depende de su perspectiva. Piense de manera positiva. Enfóquese en lo que puede hacer, no en lo que *no* hizo. Y no olvide reír y disfrutar los pequeños placeres de hoy.

Continúe el ímpetu. Todos somos humanos. Habrá momentos cuando no pueda seguir su plan al pie de la letra. Lo importante aquí es enfocarse en los cambios generales que está realizando y no permitir que un pequeño resbalón lo haga rendirse completamente. En lugar de pensar en que no fue a esa clase de ejercicios o en que comió un alimento de muchas calorías, enfóquese en los triunfos que ha logrado. Si siente que su motivación desfallece, renueve sus estrategias volviendo a hacer el Índice de Vida Equilibrada y utilice las hojas de trabajo para el establecimiento de metas de la nutrición, la actividad y el bienestar. Repita el plan de comida de dos semanas; vuelva a iniciar el programa de caminatas. Y gratifíquese por el esfuerzo y el valor de continuar buscando el equilibrio.

Apéndice A
Herramientas de planificación

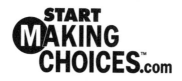

**Visite StartMakingChoices.com para obtener
hojas de trabajo interactivas fáciles de usar.**

Registro de mis puntuaciones
del Índice de Vida Equilibrada

Fecha de la puntuación	Puntuación total	Nutrición	Actividad	Bienestar

Hoja de trabajo
para el establecimiento de metas

Meta 1:

Estrategias: _____

   Pasos de acción: _____

Estrategias: _____

   Pasos de acción: _____

Estrategias: _____

   Pasos de acción: _____

Meta 2:

Estrategias: _____

   Pasos de acción: _____

Estrategias: _____

   Pasos de acción: _____

Estrategias: _____

   Pasos de acción: _____

Meta 3:

Estrategias: _____

   Pasos de acción: _____

Estrategias: _____

   Pasos de acción: _____

Estrategias: _____

   Pasos de acción: _____

Monitor y calendario
del Programa Equilibrado

Semana	E/P	Estrategias y pasos de acción	L	M	M	J	V	S	D

Lista de control diario de alimentos

Utilice esta lista de control para mantener un diario sencillo de lo que come cada día.

Use una de estas páginas cada día. La lista de control está basada en una dieta de 2.000 calorías; sus necesidades pueden variar. Refiérase al Patrón de Alimentación de MiPirámide para determinar las cantidades diarias recomendadas para cada grupo de alimentos a su nivel de calorías.

Lista de todos los alimentos que usted comió hoy	**Organice los alimentos según los grupos de alimentación de MiPirámide**	**Grupos de alimentación de MiPirámide**	**Metas para una dieta 2.000 calorías**	**Su total aproximado**
Desayuno		**Granos** Al menos la mitad de los granos que consume deben ser granos enteros.	**Equivalentes a seis onzas** (Ejemplos de 1 onza: 1 rebanada de pan, 1 mini rosquilla, 1 mollete pequeño, 1/2 taza de avena, 3 tazas de palomitas de maíz, 1 taza de hojuelas de cereal, 1/2 taza de arroz, 1 tortilla pequeña.)	□□□ □□□ Equivalentes en onzas
Almuerzo		**Verduras** Intente comer una variedad de verduras todos los días.	**2 1/2 tazas** (Ejemplos de 1 taza: 1 taza de tomates crudos o cocidos, brócoli, maíz, frijoles, guisantes; 1 papa horneada mediana, 1 taza de frijoles pintos, o 2 tazas de hojas de verduras.)	□□◺ Tazas

Cena		**Fruta** Elija fruta entera más a menudo que el jugo de frutas.	**2 tazas** (Ejemplos de 1 taza: 1 manzana pequeña, 1 banano grande, 32 uvas, 1 naranja grande, 1 pera mediana, 1 durazno pequeño. 1/2 taza de pasas.)	
		Leche Escoja leche baja en grasa o leche descremada.	**3 tazas** (Ejemplos de 1 taza: 1 taza de leche, yogur, pudín, yogur congelado; 1 1/2 onzas de queso, 2 onzas de queso americano, 1/3 taza de queso rayado.)	☐ ☐ ☐ Tazas
Bocadillos		**Carne y frijoles** Escoja carne sin grasa y pollo. Varíe sus elecciones, agregue pescado, nueces y semillas.	**Equivalentes a 5 1/2 onzas** (Ejemplos de 1 onza: 1 onza de carne, pollo o pescado cocidos; 1 huevo, 1 cucharada de mantequilla de maní; 1/2 onza de semillas de girasol, 1/4 taza de frijoles secos cocidos, 2 cucharadas de puré de garbanzos.)	☐ ☐ ☐ ☐ ☐ ◿ Equivalentes en onzas

Patrón de Alimentación de MiPirámide

Cantidad diaria de alimentos de cada grupo

Nivel de calorías*	1,000	1,200	1,400	1,600	1,800	2,000	2,200	2,400	2,600	2,800	3,000	3,200
Frutas	1 taza	1 taza	1.5 tazas	1.5 tazas	2 tazas	2 tazas	2 tazas	2 tazas	2 tazas	2.5 tazas	2.5 tazas	2.5 tazas
Verduras	1 taza	1.5 tazas	1.5 tazas	2 tazas	2.5 tazas	2.5 tazas	3 tazas	3 tazas	3.5 tazas	3.5 tazas	4 tazas	4 tazas
Granos	Equivalente a 3 onzas	Equivalente a 4 onzas	Equivalente a 5 onzas	Equivalente a 5 onzas	Equivalente a 6 onzas	Equivalente a 6 onzas	Equivalente a 7 onzas	Equivalente a 8 onzas	Equivalente a 9 onzas	Equivalente a 10 onzas	Equivalente a 10 onzas	Equivalente a 10 onzas
Carne sin grasa y frijoles	Equivalente a 2 onzas	Equivalente a 3 onzas	Equivalente a 4 onzas	Equivalente a 5 onzas	Equivalente a 5 onzas	Equivalente a 5.5 onzas	Equivalente a 6 onzas	Equivalente a 6.5 onzas	Equivalente a 6.5 onzas	Equivalente a 7 onzas	Equivalente a 7 onzas	Equivalente a 7 onzas
Leche	2 tazas	2 tazas	2 tazas	3 tazas	3 tazas	3 tazas	3 tazas	3 tazas	3 tazas	3 tazas	3 tazas	3 tazas
Alimentos discrecionales	165	171	171	182	195	267	290	362	410	424	512	648

* para determinar su nivel de calorías, mire la Tabla de Nivel de Consumo de Energía sugerida en la página 165.

163

Apéndice B
Herramientas de nutrición

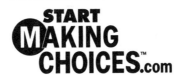

Visite StartMakingChoices.com para obtener un plan personalizado en línea.

Niveles sugeridos de consumo de energía (calorías) por edad, género y nivel de actividad

	Hombres				Mujeres		
Nivel de actividad	Seden-tario*	Actividad moderada*	Activo*	Nivel de actividad	Seden-tario*	Actividad moderada*	Activo*
Edad				Edad			
2	1000	1000	1000	2	1000	1000	1000
3	1000	1400	1400	3	1000	1200	1400
4	1200	1400	1600	4	1200	1400	1400
5	1200	1400	1600	5	1200	1400	1600
6	1400	1600	1800	6	1200	1400	1600
7	1400	1600	1800	7	1200	1600	1800
8	1400	1600	2000	8	1400	1600	1800
9	1600	1800	2000	9	1400	1600	1800
10	1600	1800	2200	10	1400	1800	2000
11	1800	2000	2200	11	1600	1800	2000
12	1800	2200	2400	12	1600	2000	2200
13	2000	2200	2600	13	1600	2000	2200
14	2000	2400	2800	14	1800	2000	2400
15	2200	2600	3000	15	1800	2000	2400
16	2400	2800	3200	16	1800	2000	2400
17	2400	2800	3200	17	1800	2000	2400
18	2400	2800	3200	17	1800	2000	2400
19-20	2600	2800	3000	19-20	2000	2200	2400
21-25	2400	2800	3000	21-25	2000	2200	2400
26-30	2400	2600	3000	26-30	1800	2000	2400
31-35	2400	2600	3000	31-35	1800	2000	2200
36-40	2400	2600	2800	36-40	1800	2000	2200
41-45	2200	2600	2800	41-45	1800	2000	2200
46-50	2200	2400	2800	46-50	1800	2000	2200
51-55	2200	2400	2800	51-55	1600	1800	2200
56-60	2200	2400	2600	56-60	1600	1800	2200
61-65	2000	2400	2600	61-65	1600	1800	2000
66-70	2000	2200	2600	66-70	1600	1800	2000
71-75	2000	2200	2600	71-75	1600	1800	2000
76 en adelante	2000	2200	2400	76 en adelante	1600	1800	2000

*Los niveles de calorías se basan en los requisitos de energía estimados (REE) y los niveles de actividad del informe de referencia de consumo de macronutrientes del Instituto Dietético Medicinal, 2002

SEDENTARIO = Menos de treinta minutos al día de actividad física moderada además de las actividades diarias.

ACTIVIDAD MODERADA = De treinta a sesenta minutos de actividad física moderada al día además de las actividades diarias.

ACTIVO = Sesenta o más minutos al día de actividad física moderada además de actividades diarias.

Departamento de Agricultura de Estados Unidos
Centro para la Promoción y Póliza de nutrición
Abril 2005
CNPP-XX

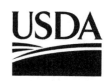

Tabla del Índice de Masa Corporal

Estatura (pulgadas) / IMC	Normal						Sobrepeso					Obesidad										Obesidad extrema															
	19	20	21	22	23	24	25	26	27	28	29	30	31	32	33	34	35	36	37	38	39	40	41	42	43	44	45	46	47	48	49	50	51	52	53	54
	Peso corporal (Libras)																																			
58	91	96	100	105	110	115	119	124	129	134	138	143	148	153	158	162	167	172	177	181	186	191	196	201	205	210	215	220	224	229	234	239	244	248	253	258
59	94	99	104	109	114	119	124	128	133	138	143	148	153	158	163	168	173	178	183	188	193	198	203	208	212	217	222	227	232	237	242	247	252	257	262	267
60	97	102	107	112	118	123	128	133	138	143	148	153	158	163	168	174	179	184	189	194	199	204	209	215	220	225	230	235	240	245	250	255	261	266	271	276
61	100	106	111	116	122	127	132	137	143	148	153	158	164	169	174	180	185	190	195	201	206	211	217	222	227	232	238	243	248	254	259	264	269	275	280	285
62	104	109	115	120	126	131	136	142	147	153	158	164	169	175	180	186	191	196	202	207	213	218	224	229	235	240	246	251	256	262	267	273	278	284	289	295
63	107	113	118	124	130	135	141	146	152	158	163	169	175	180	186	191	197	203	208	214	220	225	231	237	242	248	254	259	265	270	278	282	287	293	299	304
64	110	116	122	128	134	140	145	151	157	163	169	174	180	186	192	197	204	209	215	221	227	232	238	244	250	256	262	267	273	279	285	291	296	302	308	314
65	114	120	126	132	138	144	150	156	162	168	174	180	186	192	198	204	210	216	222	228	234	240	246	252	258	264	270	276	282	288	294	300	306	312	318	324
66	118	124	130	136	142	148	155	161	167	173	179	186	192	198	204	210	216	223	229	235	241	247	253	260	266	272	278	284	291	297	303	309	315	322	328	334
67	121	127	134	140	146	153	159	166	172	178	185	191	198	204	211	217	223	230	236	242	249	255	261	268	274	280	287	293	299	306	312	319	325	331	338	344
68	125	131	138	144	151	158	164	171	177	184	190	197	203	210	216	223	230	236	243	249	256	262	269	276	282	289	295	302	308	315	322	328	335	341	348	354
69	128	135	142	149	155	162	169	176	182	189	196	203	209	216	223	230	236	243	250	257	263	270	277	284	291	297	304	311	318	324	331	338	345	351	358	365
70	132	139	146	153	160	167	174	181	188	195	202	209	216	222	229	236	243	250	257	264	271	278	285	292	299	306	313	320	327	334	341	348	355	362	369	376
71	136	143	150	157	165	172	179	186	193	200	208	215	222	229	236	243	250	257	265	272	279	286	293	301	308	315	322	329	338	343	351	358	365	372	379	386
72	140	147	154	162	169	177	184	191	199	206	213	221	228	235	242	250	258	265	272	279	287	294	302	309	316	324	331	338	346	353	361	368	375	383	390	397
73	144	151	159	166	174	182	189	197	204	212	219	227	235	242	250	257	265	272	280	288	295	302	310	318	325	333	340	348	355	363	371	378	386	393	401	408
74	148	155	163	171	179	186	194	202	210	218	225	233	241	249	256	264	272	280	287	295	303	311	319	326	334	342	350	358	365	373	381	389	396	404	412	420
75	152	160	168	176	184	192	200	208	216	224	232	240	248	256	264	272	279	287	295	303	311	319	327	335	343	351	359	367	375	383	391	399	407	415	423	431
76	156	164	172	180	189	197	205	213	221	230	238	246	254	263	271	279	287	295	304	312	320	328	336	344	353	361	369	377	385	394	402	410	418	426	435	443

Fuente: Adaptado de las Directrices Clínicas sobre la Identificación, Evaluación y Tratamiento del Sobrepeso y la Obesidad de los Adultos: El informe de evidencia.

Su Plan de Nutrición Equilibrada:
Plan de alimentación de dos semanas

Todas las comidas reúnen las cantidades diarias requeridas en el grupo alimenticio de MiPirámide, basadas en 2.000 calorías.

Día 1

Desayuno
> Jugo de naranja, 1 taza
> Avena instantánea, 1 taza
> Pasas, 1/8 taza
> Leche descremada 1 taza
> Almendras rebanadas, 1/2 onza

Almuerzo
> Selección de panini con pollo y albahaca de Healthy Choice (1 comida) o
> «guiso» de zapallo con couscous (ver receta en la página 197)
> 4 onzas de duraznos
> Una taza de leche descremada

Cena
> Carne a la parrilla en whiskey de Healthy Choice (1 comida) o un pollo
> marinado a la parrilla con salsa de fruta y tomate (ver receta en la página
> 199)
> 1 bollo mediano de pan integral
> 1 cucharadita de barra de margarina Fleischman
> 1 taza de ensalada verde con:
> 5 tomates pequeños
> 1/4 taza de zanahorias rebanadas
> 1/4 taza de pepino rebanado sin pelar
> 1 cucharada de aderezo ranchero
> 1 taza de leche descremada

Bocadillo
> 1 porción de palomitas de maíz marca Orville Redenbacher
> 1 manzana
> 1 cucharada de mantequilla de maní marca Peter Pan

Información de nutrición diaria
Calorías: 2.015; calorías de grasa: 391 (19%); grasa: 43 gramos; grasa saturada: 8 gramos; colesterol: 60 miligramos; sodio: 2.395 miligramos; carbohidratos: 310 gramos; fibra dietética: 41 gramos; calcio: 135% VD; hierro: 54% VD

Información de MiPirámide
Frutas: 2 3/4 tazas; verduras: 3 3/4 tazas; granos: equivalente a 8 1/2 onzas; carne y frijoles: equivalente a 5 onzas; leche: 3 1/2 tazas

Día 2

Desayuno

1 taza de hojuelas de maíz

1 banano grande

1/2 onza de semillas de girasol sin sal

1 taza de leche descremada

Almuerzo

Emparedado de atún hecho con:

2 rebanadas de pan integral

2 onzas de atún enlatado en agua (colado)

2 cucharaditas de mayonesa ligera

1 hoja de lechuga romana

2 rebanadas de tomate

1 rebanada de una onza de queso provolone

1 taza de moras

6 tallos de apio

1 postre helado de frambuesa hecho con:

Yogur de frambuesa, bajo en grasa

1/4 taza de cereal de avena bajo en grasa

Cena

Pollo picante General Tso de Healthy Choice (1 comida) o jengibre picante en poco aceite (ver receta en la página 203)

Ensalada hecha con:

2 tazas de hojas verdes mezcladas

1/2 taza de tomates pequeños

2 cucharadas de cebolla roja picada

1 onza de castañas rebanadas

1 cucharada de aderezo de jengibre de ajonjolí asiático

2 galletas de la fortuna

1 taza de leche descremada

Bocadillos

1/2 taza de mandarinas enlatadas

1/2 onza de semillas de calabaza sin sal

1 galleta de jengibre

Información de nutrición diaria

Calorías: 1.935; calorías de grasa: 330 (17%); grasa: 37 gramos; grasa saturada: 6 gramos; colesterol: 60 miligramos; sodio: 2.390 miligramos; carbohidratos: 335 gramos; fibra dietética: 31 gramos; calcio: 116% VD; hierro: 133% VD

Información de MiPirámide

Frutas: 2 tazas; verduras: 3 1/2 tazas; granos: equivalente a 5 onzas; carne y frijoles: equivalente a 6 onzas; leche: 3 1/2 tazas

Día 3

Desayuno

1 pequeña rosquilla de pasas y canela
1 cucharada de mantequilla de maní Peter Pan
1 taza de melón y cantalupo
1 taza de leche descremada

Almuerzo

Panini con bistec y queso estilo Filadelfia de Healthy Choice (1 comida) o una
    ensalada de fideos con carne picante (ver receta en la página 202)
1 taza de uvas
1 taza de zanahorias pequeñas
1 taza de leche descremada

Cena

4 quesos Manicotti de Healthy Choice (1 comida) o una pasta de cabello de
    ángel con pollo y camarón (ver receta en la página 204)
Ensalada hecha con:
    3 onzas de pechuga de pollo despellejada, a la parrilla o asadas
    2 tazas de espinacas frescas
    1/2 taza de hongos rebanados
    1 rebanada de tomate
1 aderezo hecho con:
    1 cucharada de aceite de oliva
    2 cucharadas de vinagre balsámico
    Hierbas secas al gusto
Pan de ajo hecho con:
    1 rebanada mediana de pan italiano
    1 cucharadita de margarina Fleischmann
    Polvo de ajo al gusto
1 taza de leche descremada

Bocadillo

1/2 taza de banano rebanado
1/2 taza de helado de vainilla
1 cucharada de almíbar de chocolate
1/2 onza de almendras picadas

Información de nutrición diaria
Calorías: 1.996; calorías de grasa: 488 (24%); grasa: 55 gramos; grasa saturada: 15 gramos;
colesterol: 147 miligramos; sodio: 2.252 miligramos; carbohidratos: 271 gramos; fibra dietética: 27
gramos; calcio: 182% VD; hierro: 65% VD

Información de MiPirámide
Frutas: 2 1/2 tazas; verduras: 4 1/4 tazas; granos: equivalente a 7 1/2 onzas; carne y frijoles:
equivalente a 5 1/2 onzas; leche: 4 tazas

Día 4

Desayuno
1 taza de yogur de vainilla sin grasa con:
1/4 tazas de granola baja en grasa
1 taza de cóctel de jugo de arándano
1 taza de fresas rebanadas
1/2 onza de semillas de girasol sin sal

Almuerzo
Lechuga de pavo asado de Healthy Choice (1 comida) o ensalada de maíz
con pavo mesquite (ver receta en la página 206)
1/2 taza de zanahorias pequeñas
1/2 taza de chile verde rebanado
1 taza de leche descremada

Cena
Pollo fiesta de Healthy Choice (1 comida) o pollo fiesta (ver receta en la página
206)
Ensalada hecha con:
2 tazas de lechuga romana picada
1/2 taza de aguacate rebanado
1/4 taza de frijoles pintos
1 cucharada de aderezo ranchero para la ensalada
1 onza de tortillas fritas bajas en grasa
1 taza de leche descremada

Bocadillo
1 cucharada de mantequilla de maní Peter Pan
2 galletas de canela Graham
1 manzana

Información de nutrición diaria
Calorías: 2.037; calorías de grasa: 451 (22%); grasa: 50 gramos; grasa saturada: 9 gramos;
colesterol: 73 miligramos; sodio: 2.223 miligramos; carbohidratos: 323 gramos; fibra dietética: 37
gramos; calcio: 135% VD; hierro: 52% VD

Información de MiPirámide
Frutas: 3 1/2 tazas; verduras: 3 tazas; granos: equivalente a 5 onzas; carne y frijoles: equivalente a 5
1/2 onzas; leche: 3 tazas

Día 5

Desayuno
1 mollete integral tostado
2 cucharadas de mantequilla de maní Peter Pan
1 naranja grande
1 taza de leche descremada

Almuerzo
2 porciones de ensalada de huevo con curry (ver receta en la página 198)
2 rebanadas de pan integral
1 taza de tomates pequeños
1 taza de leche descremada

Cena
Pollo en barbacoa a la parrilla de Healthy Choice (1 comida) o pollo «frito» a la crema (ver receta en la página 196)
1/4 taza de ensalada de repollo, zanahorias y cebollas con mayonesa
1 elote
1 bollo de pan integral
1 yogur de cereza bajo en grasa

Bocadillo
1/4 taza de almendras rebanadas
1 durazno
1 pedazo de brownie de dos pulgadas

Información de nutrición diaria
Calorías: 1.975; calorías de grasa: 515 (26%); grasa: 57 gramos; grasa saturada: 11 gramos; colesterol: 72 miligramos; sodio: 2.389 miligramos; carbohidratos: 298 gramos; fibra dietética: 36 gramos; calcio: 174% VD; hierro: 86% VD

Información de MiPirámide
Frutas: 2 1/2 tazas; verduras: 3 1/4 tazas; granos: equivalente a 5 onzas; carne y frijoles: equivalente a 8 1/2 onzas; leche: 3 tazas

Día 6

Desayuno

1 porción de licuado de proteínas de frambuesa (ver receta en la página 184)

1 rebanada de pan integral tostado

1 cucharadita de margarina Fleischmann

Almuerzo

Carne blanca de pollo a la parrilla de Healthy Choice y pimiento rojo asado estilo Alfredo (1 comida) o cacerola horneada Ziti (ver receta en la página 194)

1 1/2 onzas de queso cheddar

1 taza de uvas

1 onza de galletas saladas de trigo

Cena

1 porción de pez espada con salsa criolla (ver receta en la página 184)

1 taza de arroz integral

1 ensalada hecha con:

1 taza de vegetales verdes mezclados:

1 tomate

1/2 taza de pimiento rojo picado

2 cucharadas de aderezo francés de baja caloría

1 taza de leche descremada

Bocadillo

2 galletas de avena con pasa

1/2 taza de puré de manzana sin azúcar

Información de nutrición diaria
Calorías: 2.054; calorías de grasa: 468 (23%); grasa: 52 gramos; grasa saturada: 19 gramos; colesterol: 166 miligramos; sodio: 2.360 miligramos; carbohidratos: 302 gramos; fibra dietética: 22 gramos; calcio: 117% VD; hierro: 54% VD

Información de MiPirámide
Frutas: 2 1/4 tazas; verduras: 2 1/2 tazas; granos: equivalente a 5 onzas; carne y frijoles: equivalente a 5 1/2 onzas; leche: 3 tazas

Día 7

Desayuno

1 porción de burritos con tomate y albahaca (ver receta en la página 185)
1/2 taza de durazno enlatado
1 taza leche descremada

Almuerzo

1 taza de sopa de pollo Healthy Choice
1 onza de galletas saladas de trigo
1 taza de manzana rebanada
1 taza de tallos de apio
2 cucharadas de mantequilla de maní de Peter Pan
1 yogur de frutas bajo en grasa

Cena

1 porción de pavo con salsa marsala (ver receta en la página 186)
1 taza de fideos italianos
1 taza de brócoli picado al vapor
1 taza de leche descremada

Bocadillo

1 porción de palomitas de maíz Orville Redenbacher
1/4 taza de pasas

Información de nutrición diaria
Calorías: 1.934; calorías de grasa: 271 (14%); grasa: 30 gramos; grasa saturada: 8 gramos;
colesterol: 87 miligramos; sodio: 2.399 miligramos; carbohidratos: 327 gramos; fibra dietética: 32
gramos; calcio: 147% VD; hierro: 71% VD

Información de MiPirámide
Frutas: 2 tazas; verduras: 3 tazas; granos: equivalente a 6 onzas; carne y frijoles: equivalente a 6
onzas; leche: 3 tazas

Día 8

Desayuno

1 taza de cereal de afrecho
1 banano grande
1 onza de almendras finamente rebanadas
1 taza de leche descremada

Almuerzo

Ensalada de atún hecha con:
2 onzas de atún en agua (colado)
1/4 taza de apio picado
1 cucharada de cebolla amarilla picada
1 cucharada de mayonesa light
1 hoja de lechuga romana
2 rebanadas de tomate
1 onza de queso provolone rebanado
2 rebanadas de pan integral
1 taza de jugo de verduras bajo en sodio
1/2 taza de trozos de piña en jugo (colado)

Cena

1 porción de frijoles negros y ensalada de mango (ver receta en la página 183)
2 tortillas de harina de seis pulgadas
1 aguacate rebanado
1 taza de leche de chocolate sin grasa

Bocadillo

1/2 taza de fresas rebanadas
1 cucharada de almíbar de chocolate
2 cucharadas de una cubierta de batido Reddi Wip sin grasa
1/4 onza de almendras picadas

Información de nutrición diaria
Calorías: 1.984; calorías de grasa: 724 (36%); grasa: 80 gramos; grasa saturada: 15 gramos; colesterol: 49 miligramos; sodio: 2.163 miligramos; carbohidratos: 260 gramos; fibra dietética: 48 gramos; calcio: 117% VD; hierro: 128% VD

Información de MiPirámide
Frutas: 3 1/2 tazas; verduras: 1 1/2 tazas; granos: equivalente a 5 onzas; carne y frijoles: equivalente a 5 1/2 onzas; leche: 3 tazas

Día 9

Desayuno
Emparedado de huevo hecho con:
1 mollete inglés integral tostado
2 cucharadas de margarina Fleischmann
1/2 taza de huevos batidos cocinados con PAM
1 naranja fresca
1 1/2 taza de leche descremada

Almuerzo
1 porción de ensalada de espinacas (ver receta en la página 187)
1 taza de sopa picante de mariscos Zesty Gumbo Healthy Choice
1 onza de galletas saladas de trigo
1 onza de queso cheddar desmenuzado y bajo en grasa

Cena
1 porción de pargo rojo horneado (ver receta en la página 188)
1 taza de arroz integral cocido
1 taza de jugo de verduras bajo en sodio
1 taza de leche descremada
2 galletas dulces de mantequilla

Bocadillo
1/2 taza de cóctel de frutas
1/4 onza de semilla de girasol sin sal

Información de nutrición diaria
Calorías: 1.935; calorías de grasa: 552 (28%); grasa: 62 gramos; grasa saturada: 15 gramos; colesterol: 80 miligramos; sodio: 2.390 miligramos; carbohidratos: 258 gramos; fibra dietética: 26 gramos; calcio: 133% VD; hierro: 76% VD

Información de MiPirámide
Frutas: 2 tazas; verduras: 2 1/2 tazas; granos: equivalente a 5 onzas; carne y frijoles: equivalente a 6 onzas; leche: 3 1/2 tazas

Día 10

Desayuno

1 porción de omelet italiano (ver receta en la página 189)
1 rebanada de pan tostado integral
1 cucharadita de margarina Fleischmann
1 1/2 taza de jugo de manzana

Almuerzo

Pollo Panini Healthy Choice (1 comida) o brócoli con queso cheddar envuelto
en huevo (ver receta en la página 195)
1 taza de zanahorias pequeñas
3 tallos de apio
1/2 taza de durazno enlatado
1/2 taza de yogur de vainilla sin grasa

Cena

1 porción de pizza de pan de carne (ver receta en la página 190)
1 papa horneada grande
2 cucharaditas de margarina Fleischmann
1 taza de guisantes cocidos
1 bollo de pan integral mediano
1 taza de leche de chocolate sin grasa

Bocadillo

1/4 onzas de maní asado sin sal
1/4 taza de pasas
1/2 taza de cereal de trigo

Información de nutrición diaria
Calorías: 1.975; calorías de grasa: 310 (16%); grasa: 35 gramos; grasa saturada: 10 gramos;
colesterol: 91 miligramos; sodio: 2.350 miligramos; carbohidratos: 318 gramos; fibra dietética: 32
gramos; calcio: 138% VD; hierro: 123% VD

Información de MiPirámide
Frutas: 2 1/2 tazas; verduras: 3 1/4 tazas; granos: equivalente a 6 onzas; carne y frijoles: equivalente
a 6 onzas; leche: 2 tazas

Día 11

Desayuno

1 taza de avena instantánea con:

1 cucharada de almíbar de arce

1 cucharadita de margarina Fleischmann

1/2 onza de almendras picadas

1 taza de jugo de naranja

1 y 1/2 tazas de leche descremada

Almuerzo

Bistec Salisbury de Healthy Choice (1 comida) o carne de res jamaiquina y
brócoli (ver receta en la página 200)

1 bollo integral

1 taza de trozos de piña (colado)

1 taza de leche chocolatada descremada

Cena

1 porción de manicotti relleno de tres quesos (ver receta en la página 190)

Pan de ajo hecho con:

1 pedazo de pan italiano

1 cucharada de margarina Fleischmann

Polvo de ajo al gusto

Una ensalada echa con:

2 tazas de espinacas frescas

1 huevo duro picado

1/2 onza de semilla de girasol sin sal

2 cucharadas de aderezo de aceite y vinagre

Bocadillo

1 cucharada de mantequilla de maní Peter Pan

1 taza de manzanas rebanadas

1 galleta de canela Graham

Información de nutrición diaria
Calorías: 2.602; calorías de grasa: 702 (27%); grasa: 78 gramos; grasa saturada: 16 gramos;
colesterol: 233 miligramos; sodio: 2.146 miligramos; carbohidratos: 250 gramos; fibra dietética: 25
gramos; calcio: 124% VD; hierro: 80% VD

Información de MiPirámide
Frutas: 3 tazas; verduras: 2 3/4 tazas; Granos: equivalente a 6 onzas; carne y frijoles: equivalente a 6
onzas; leche: 3 tazas

Día 12

Desayuno

1 taza de cereal integral
1/2 onza de almendras en rodajas
1 taza de melón
1 1/2 taza de leche descremada

Almuerzo

Carne de res Merlot de Healthy Choice (1 comida) o fajita quiche del suroeste
(ver receta en la página 201)
1 bollo pequeño integral
1 manzana grande
1 1/2 tazas de leche descremada

Cena

3 porciones de verduras frescas (ver receta en la página 191)
1 ensalada César hecha con:
  2 tazas de lechuga romana picada
  3 onzas de pollo asado o a la parrilla, sin pellejo
  2 cucharadas de aderezo de ensalada César
  1/2 taza de tomates pequeños

Bocadillo

2 cucharadas de mantillo
1 pan integral árabe
1 taza de jugo de manzana

Información de nutrición diaria
Calorías: 1.993; calorías de grasa: 458 (23%); grasa: 51 gramos; grasa saturada: 10 gramos;
colesterol: 118 miligramos; sodio: 2.533 miligramos; carbohidratos: 285 gramos; fibra dietética: 31
gramos; calcio: 122% VD; hierro: 76% VD

Información de MiPirámide
Frutas: 3 tazas; verduras: 3 1/2 tazas; granos: equivalente a 4 1/2 onzas; carne y frijoles: equivalente
a 7 onzas; leche: 3 tazas

Día 13

Desayuno
1 yogur de vainilla sin grasa
1/2 taza de granola bajo en grasa
1 taza de fresas rebanadas

Almuerzo
Pollo a la parrilla con salsa marinada de Healthy Choice o pollo florentino (ver receta en la página 205)
1 ensalada de queso mozarella y tomate fresco hecha con:
2 onzas de queso mozarella
1 rebanada de tomates
1 cucharada de aceite de oliva
1 cucharadita de albahaca fresca picada
1/8 taza de pimienta
2 rebanadas medianas de pan italiano
1 taza de jugo de manzanas

Cena
1 carne de res Franks Kosher 97% sin grasa
1 bollo de pan para perros calientes integral
1/2 tomate tamaño mediano picado
1 cucharadita de cebolla amarilla picada
1 cucharadita de pepino encurtido
1/4 taza de frijoles horneados Van Camp
1 taza de leche chocolatada sin grasa

Bocadillo
1 taza de peras enlatadas con una cubierta de:
1 cucharada de almíbar de chocolate
1/2 onza de almendras picadas

Información de nutrición diaria
Calorías: 1.941; calorías de grasa: 419 (22%); grasa: 47 gramos; grasa saturada: 13 gramos; colesterol: 68 miligramos; sodio: 2.297 miligramos; carbohidratos: 311 gramos; fibra dietética: 24 gramos; calcio: 122% VD; hierro: 68% VD

Información de MiPirámide
Frutas: 3 tazas; verduras: 2 1/2 tazas; granos: equivalente a 5 1/2 onzas; carne y frijoles: equivalente a 4 1/2 onzas; leche: 3 tazas

Día 14

Desayuno

2 rebanadas de pan tostado integral
2 cucharadas de mantequilla de maní Peter Pan
1 naranja
1 taza de leche descremada

Almuerzo

1 pescado con limón de Healthy Choice (1 comida) o un salmón ahumado con salsa de fruta tibia (ver receta en la página 192)
1 porción de palomitas de maíz de Orville Redenbacher 94% sin grasa
1/2 taza de pasas
1 1/2 taza de leche descremada

Cena

1 porción de carne de res asiática a la parrilla (ver receta en página 193)
1/2 taza de arroz integral cocido
1 taza de zanahorias pequeñas
1/2 taza de chile rojo rebanado
2 cucharadas de aderezo de ensalada ranchera

Bocadillo

1 pudín de vainilla
1/4 taza de rebanada de banano
2 cucharadas de una cubierta de batido Reddi Wip sin grasa

Información de nutrición diaria
Calorías: 2.045; calorías de grasa: 490 (24%); grasa: 55 gramos; grasa saturada: 12 gramos; colesterol: 96 miligramos; sodio: 2.482 miligramos; carbohidratos: 314 gramos; fibra dietética: 31 gramos; calcio: 113% VD; hierro: 75% VD

Información de MiPirámide
Frutas: 2 1/2 tazas; verduras: 2 tazas; granos: equivalente a 6 1/2 onzas; carne y frijoles: equivalente a 7 onzas; leche: 2 1/2 tazas

Planificador de comidas balanceadas

Día	Desayuno	Almuerzo	Cena	Bocadillo
Día 1				
Día 2				
Día 3				
Día 4				
Día 5				
Día 6				
Día 7				

Lista de compras:

_____

_____

_____

_____

_____

_____

_____

_____

_____

_____

_____

_____

Recetas

Frijoles negros y ensalada de mango

Número de porciones: 6

1/4 taza de menta picada
2 cucharadas de caldo de pollo bajo en sodio
2 cucharadas de jugo de lima
1 cucharada de aceite de oliva extra virgen
1 cucharadita de cilantro molido
1 cucharadita de azúcar granulada
1/8 cucharadita de nuez moscada
2 latas de 15 onzas de frijoles negros Ranch Style, enjuagados y colados
1/3 taza de cebolla verde picada
6 hojas de lechuga
2 kiwis medianos, pelados y rebanados
1 mango, pelado y rebanado

1. En un tazón mediano, combine la menta, el caldo, el jugo de lima, el aceite, el cilantro, el azúcar y la nuez moscada y bátalos hasta que queden bien revueltos. Añada los frijoles, hasta que queden cubiertos y tape el tazón. Déjelo descansar por 1 hora, de vez en cuando muévalo.
2. Añada las cebollas; mézclelo ligeramente.
3. Ponga la lechuga en cada uno de los 6 platos; vierta encima la mezcla de los frijoles. Acomode las rebanadas de mango y kiwi alrededor de la mezcla de frijol. Si lo desea, decórelo con más menta.

Información nutritiva por cada porción:
Calorías: 177; calorías de grasa: 29 (16%); grasa: 3 gramos; grasa saturada: 0 gramos; colesterol: 0 miligramos; sodio: 466 miligramos; carbohidratos: 32 gramos; fibra dietética: 7 gramos; calcio: 3% VD; hierro: 11% VD
(VD = Valor diario)

Información de MiPirámide
Frutas: 1/2 taza; verduras: 0 tazas; granos: equivalente a 0 onzas; carne y frijoles: equivalente a 1 onzas; leche: 0 tazas

Licuado de proteína de frambuesa

Número de porciones: 1

8 onzas de yogur de frambuesa bajo en grasa
1/2 taza de frambuesas en almíbar
1/4 taza de huevos batidos Egg Beaters
1/4 taza de jugo de naranja helado
1 onza de crema batida Reddi Wip sin grasa

1. Coloque el yogur, las frambuesas, los huevos y el jugo de naranja en una licuadora. Cubra y licúe a velocidad media hasta que esté todo líquido.
2. Viértalo en un vaso y rocíe por encima el Reddi Wip.

Información nutritiva por cada porción:
Calorías: 432; calorías de grasa: 41 (16%); grasa: 5 gramos; grasa saturada: 2 gramos; colesterol: 20 miligramos; sodio: 246 miligramos; carbohidratos: 82 gramos; fibra dietética: 0 gramos; calcio: 27% DV; hierro: 6% DV

Información de MiPirámide
Frutas: 3/4 taza; verduras: 0 tazas; granos: equivalente a 0 onzas; carne y frijoles: equivalente a 1 onza; leche: 1 taza

Pez espada con salsa criolla

Número de porciones: 4

1/2 taza de tomates picados	1/4 cucharadita de albahaca molida
1/4 taza de pimiento rojo picado	1/4 cucharadita de tomillo molido
1 cucharadita de aceite vegetal Pure Wesson	1/4 cucharadita de azúcar granulada
1/4 taza de apio picado	1/8 cucharadita de sal
1/4 taza de cebolla amarilla picada	1 cucharadita de salsa de ají picante (opcional)
4 cucharaditas de jugo de limón fresco	4 onzas de carne de pez espada
1 cucharadita de ajo picado	1 rociador de cocina PAM
1/2 cucharadita de orégano seco	2 trozos de limón pelados (opcional)

1. Caliente la parrilla. Coloque los tomates y los pimientos rojos en una licuadora; tápela. Licúe hasta que quede casi suave; póngalo a un lado.
2. Vierta aceite en una sartén de teflón; cocine a fuego medio por 1 minuto. Añada el apio, la cebolla, 1 cucharadita de jugo de limón, y el ajo, cocine por 7 minutos o hasta que las verduras estén tiernas, moviendo con frecuencia. Agregue la mezcla de tomate, orégano, albahaca, tomillo, el azúcar y la sal; mezcle bien. Sazónelo con la

salsa de ají picante, si lo desea. Cocínelo por 4 minutos más, o hasta que se vea espeso, moviéndolo con frecuencia. Quítelo del calor; tápelo para mantenerlo caliente.

3. Corte a la mitad la carne del pescado. Rocíe una sartén y la parrilla con el rociador PAM. Coloque el pescado en la parrilla; vierta las tres cucharaditas de jugo de limón que quedan.

4. Ase, a una distancia no mayor de 6 pulgadas del fuego, por aproximadamente cuatro a 6 minutos, o hasta que se desmenuce fácilmente con un tenedor. Encima del pescado, vierta las 2 cucharadas de la mezcla de tomate. Sírvalo con trozos de limón, si lo desea.

Información nutritiva por cada porción:
Calorías: 169; calorías de grasa: 55 (33%); grasa: 6 gramos; grasa saturada: 1 gramo; colesterol: 44 miligramos; sodio: 214 miligramos; carbohidratos: 4 gramos; fibra dietética: 1 gramo; calcio: 2% VD; hierro: 6% VD

Información de MiPirámide
Frutas: 0 tazas; verduras: 1/4 tazas; granos: equivalente a 0 onzas; carne y frijoles: equivalente a 2 1/2 onzas; leche: 0 tazas

Burritos con tomate y albahaca

Número de porciones: 4

1 spray antiadherente PAM

1 taza de papas y cebollas a la sartén

1/4 taza de cebolla picada

1 taza de huevos batidos Egg Beaters

1/8 cucharada de pimienta negra

1 tomate picado

2 cucharaditas de albahaca picada

4 tortillas de harina

1/2 taza de queso cheddar desmenuzado

1. Rocíe una sartén con el spray antiadherente; caliente a fuego medio. Añada las papas y las cebollas; cocine por nueve minutos o hasta que las papas tornen su color a un color dorado, mueva con frecuencia.

2. Añada los huevos batidos y la pimienta; mezcle bien. Cocine por tres minutos o hasta que los huevos se sienten; revuelva. Cocínelo por otros 6 minutos o hasta que los huevos estén listos, revuelva ocasionalmente.

3. Combine el tomate y la albahaca; póngalo a un lado. Con una cuchara vierta la mezcla de los huevos en el centro de las tortillas; por encima agregue el queso y la mezcla de tomate. Doble los lados opuestos de las tortillas, y enróllelas en forma de burritos.

Información nutritiva por cada porción:
Calorías: 245; calorías de grasa: 60 (24%); grasa: 7 gramos; grasa saturada: 3 gramos; colesterol: 10 miligramos; sodio: 399 miligramos; carbohidratos: 33 gramos; fibra dietética: 2 gramos; calcio: 14% VD; hierro: 17% VD

Información de MiPirámide
Frutas: 0 tazas; verduras: 1/2 taza; granos: equivalente a 1 onza; carne y frijoles: equivalente a 1 onza; leche: 1/4 taza

Pavo Marsala

Número de porciones: 5

1 1/3 taza de vino de Marsala
1/4 taza de caldo de pollo bajo en sodio
1 cucharada de maicena
8 onzas de hongos rebanados
1/2 zanahoria rebanada
1 cucharada de perejil picado
1/4 cucharadita de pimienta negra
Spray antiadherente PAM
19 y 1/2 onzas de filete de pechuga de pavo sin hueso

1. Mezcle el vino, el caldo y la maicena en un pequeño tazón hasta que estén bien mezclados. Póngalo a un lado.
2. Rocíe una sartén grande con el spray antiadherente; caliente a fuego medio. Añada los hongos, la zanahoria, el perejil y la mezcla del caldo; revuelva. Cocine por 6 minutos o hasta que los hongos se vean tiernos y la salsa espesa, siga moviéndolo.
3. Rocíe la pimienta de manera equitativa sobre las pechugas de pavo. Agréguelas después a la sartén, cubra los filetes con la salsa. Tape la sartén y cocine a fuego lento. Cocine por 25 minutos o hasta que los filetes no se vean de color rosado en el centro y los jugos corran libremente (170° F), déles vuelta de vez en cuando. Si lo desea, adorne el plato con perejil adicional.

Información nutritiva por cada porción:
Calorías: 165; calorías de grasa: 17 (10%); grasa: 2 gramos; grasa saturada: 0 gramos; colesterol: 44 miligramos; sodio: 75 miligramos; carbohidratos: 6 gramos; fibra dietética: 1 gramo; calcio: 0% VD; hierro: 11% VD

Información de MiPirámide
Frutas: 0 tazas; verduras: 1/2 taza; granos: equivalente a 0 onzas; carne y frijoles: equivalente a 4 onzas; leche: 0 tazas

Ensalada de espinaca

Número de porciones: 4

2 cucharadas de pasas doradas
2 cucharadas de chayote picado
2 cucharadas de jugo de limón
2 cucharadas de vinagre de vino rojo
6 tazas de espinaca picada
1 taza de peras secas picadas
1 taza de manzanas picadas
1/4 taza de aceite de oliva
1/8 cucharadita de pimienta negra
2 onzas de nuez moscada picada

1. Haga el aderezo combinando en un pequeño tazón las papas, el chayote, el jugo de limón, y el vinagre de vino rojo. Y déjelo reposar por 10 minutos.
2. En un tazón grande, combine la espinaca, las peras y las manzanas.
3. Mezcle el aceite de oliva en el aderezo. Luego vierta el aderezo en la ensalada y revuélvalo.
4. Sazónela con pimienta y ponga encima la nuez moscada.

Información nutritiva por cada porción:
Calorías: 385; calorías de grasa: 207 (54%); grasa: 23 gramos; grasa saturada: 3 gramos; colesterol: 0 miligramos; sodio: 41 miligramos; carbohidratos: 46 gramos; fibra dietética: 6 gramos; calcio: 6% VD; hierro: 17% VD

Información de MiPirámide
Frutas: 1/2 taza; verduras: 3/4 taza; granos: equivalente a 0 onzas; carne y frijoles: equivalente a 1 onza; leche: 0 tazas

Pargo horneado

Número de porciones: 4

Spray antiadherente PAM
1 libra de filete de pargo
1/2 taza de chayotes picados
1 diente de ajo picado
1 cucharadita de aceite de oliva extra virgen
1/4 taza de jugo de limón dulce
1/4 taza de perejil picado
1/2 cucharadita de pimentón dulce paprika
1/2 cucharadita de semilla de comino molido
1/8 cucharadita de pimienta negra
2 tomates picados
2 tazas de espinaca picada

1. Caliente con anticipación el horno a 350° F. Engrase un plato de hornear de 8x8 pulgadas con el spray antiadherente. Coloque el pescado, el lado del pellejo hacia abajo. Póngalo a un lado.

2. Combine los chayotes, el ajo y el aceite en una sartén mediana. Cocine a fuego medio por 3 ó 4 minutos o hasta que los chayotes estén tiernos, revolviendo constantemente. Quite la sartén del calor. Agregue el jugo de limón, el perejil, el comino, el pimentón y la pimienta. Vierta esa salsa sobre el pescado; póngale encima los tomates y cúbralo.

3. Hornee por 5 minutos o hasta que el pescado se desmenuce al tocarlo con un tenedor. Agregue la espinaca y si desea, un poco más de perejil.

Información nutritiva por cada porción:
Calorías: 164; calorías de grasa: 28 (17%); grasa: 3 gramos; grasa saturada: 1 gramo; colesterol: 42 miligramos; sodio: 94 miligramos; carbohidratos: 9 gramos; fibra dietética: 2 gramos; calcio: 6% VD; hierro: 6% VD

Información de MiPirámide
Frutas: 0 taza; verduras: 3/4 taza; granos: equivalente a 0 onzas; carne y frijoles: equivalente a 2 1/2 onzas; leche: 0 tazas

Omelet italiano

2 cucharaditas de aceitunas negras rayadas
1/2 cucharadita de pimiento enlatado picado
1/2 taza de queso ricota bajo en grasa
1 cucharadita de albahaca picada
1/4 cucharadita de polvo de ajo
1/8 cucharadita de pimienta negra
spray antiadherente PAM
1 taza de huevos batidos Egg Beaters
2 cucharadas de queso parmesano rayado
1/4 taza de salsa de pasta enlatada

1. Limpie las aceitunas y el pimiento con una toalla de papel para remover el exceso de humedad. En un tazón pequeño, combine las olivas, el pimiento, el queso ricota, la albahaca, el polvo de ajo y la pimienta. Póngala a un lado.

2. Engrase la sartén de 10 pulgadas con el spray antiadherente. Caliente la sartén a fuego medio. Vierta los huevos en la sartén. Con una espátula levante uno de los lados cocinados de los huevos en la sartén para que el producto del huevo que no ha sido cocinado se vaya al fondo de la sartén. Cocine entre 1 minuto y medio y 2 minutos y medio o hasta que el omelet esté casi listo.

3. Esparza la mezcla de queso sobre la media mitad del omelet. Afloje uno de los lados del omelet con la espátula. Doble el omelet a la mitad. Cocine de 2 a 3 minutos o hasta que el relleno se sienta caliente y el omelet esté listo. Ponga el omelet en un plato listo para servir.

4. En una cacerola de un cuarto, caliente la salsa de la pasta a fuego medio, 1 ó 2 minutos, o hasta que esté caliente, revolviéndola ocasionalmente. Vierta con una cucharada la salsa sobre el omelet. El queso parmesano puede ser adorno.

Información nutritiva por cada porción:
Calorías: 160; calorías de grasa: 39 (24%); grasa: 4 gramos; grasa saturada: 2 gramos; colesterol: 19 miligramos; sodio: 492 miligramos; carbohidratos: 9 gramos; fibra dietética: 1 gramo; calcio: 16% VD; hierro: 17% VD

Información de MiPirámide
Frutas: 0 tazas; verduras: 0 tazas; granos: equivalente a 0 onzas; carne y frijoles: equivalente a 2 onzas; leche: 1 taza

Pizza de pan de carne

Número de porciones: 6

Spray antiadherente PAM
1 libra de carne de res molida 95% sin grasa
1/2 taza de migas de pan
1/3 taza de huevos batidos Egg Beaters
2/3 taza de salsa para pizza Hunt's
1/4 taza de queso mozarella rayado

1. Caliente el horno con anticipación a 350° F. Engrase una sartén de 9x5 pulgadas con el spray antiadherente, póngalo a un lado. En un tazón, mezcle la carne de res molida, las migas de pan, los huevos batidos y un tercio de taza de la salsa de pizza.
2. Moldéelo de forma que se haga un bollo; colóquelo en la sartén ya preparado.
3. Hornee por 50 minutos. Vierta el otro tercio de taza de la salsa de pizza sobre el pan de carne, esparza queso por encima. Hornee otros 10 minutos más o hasta que el centro ya no se vea de color rozado. Déjelo reposar por unos 10 minutos antes de cortarlo en seis rebanadas y servirlo.

Información nutritiva por cada porción:
Calorías: 195; calorías de grasa: 48 (25%); grasa: 5 gramos; grasa saturada: 2 gramos; colesterol: 56 miligramos; sodio: 399 miligramos; carbohidratos: 10 gramos; fibra dietética: 1 gramo; calcio: 5% VD; hierro: 22% VD

Información de MiPirámide
Frutas: 0 tazas; verduras: 0 tazas; granos: equivalente a 0 onzas; carne y frijoles: equivalente a 3 onzas; leche: 0 tazas

Manicotti relleno de tres quesos

Número de porciones: 4

8 tubos de manicotti
1 3/4 tazas de salsa de pasta enlatada
1 (10 onzas) de espinaca picada y colada
1 taza de queso ricota sin grasa
1/4 taza de huevos batidos Egg Beaters
1 cucharada de queso parmesano
1/4 cucharadita de polvo de ajo
1/2 taza de queso mozarella semi-descremada

1. Caliente el horno a 400° F. Prepare los tubos de manicotti tal como lo dicen las instrucciones del empaque. Exprímalos. Déjelos reposar en agua tibia.

2. Esparza 3/4 taza de la salsa de pasta en un plato de hornear de 12x8 pulgadas. Póngalo a un lado.

3. Combine la espinaca, el queso ricota, los huevos batidos, el queso parmesano y el polvo de ajo en un tazón mediano. Cuele los tubos de manicotti. Rellene cada tubo con 1/4 taza de la mezcla de espinaca. Arregle los tubos rellenos sobre la salsa en el plato de hornear ya preparado.

4. Vierta el resto de la taza de salsa de pasta en los tubos. Cúbralo con aluminio. Hornee de 15 a 20 minutos o hasta que la salsa haga hierva. Rocíe el queso mozzarella. Hornee descubierto de 5 a 7 minutos o hasta que el queso se derrita.

Información nutritiva por cada porción:
Calorías: 292; calorías de grasa: 40 (14%); grasa: 4 gramos; grasa saturada: 2 gramos; colesterol: 19 miligramos; sodio: 581 miligramos; carbohidratos: 43 gramos; fibra dietética: 5 gramos; calcio: 28% VD; hierro: 17% VD

Información de MiPirámide
Frutas: 0 taza; verduras: 1 taza; granos: equivalente a 1 onza; carne y frijoles: equivalente a 0 onzas; leche: 3/4 taza

Plato de vegetales frescos

Número de porciones: 6

2 tortillas de harina (7 a 8 pulgadas)

Spray antiadherente PAM

3 onzas de queso crema sin graza

6 cucharadas de queso cheddar bajo en grasa desmenuzado

1/2 cucharadita de albahaca seca

1/8 cucharadita de polvo de ajo

4 tazas de agua

1 taza de brócoli

1/2 taza de hongos rayados

1/2 taza de chile dulce rayado

1. Caliente una sartén a fuego medio. Engrase ambos lados de una tortilla con el spray antiadherente. Colóquela en la sartén, cocine por tres minutos de cada lado o hasta que vea los lados tornándose ligeramente en color café. Sáquela de la sartén. Haga lo mismo con la otra tortilla.

2. Caliente con anticipación el horno a 350° F. En un tazón pequeño, combine el queso crema, las 2 cucharadas de queso cheddar, la albahaca y el polvo de ajo. Esparza la mezcla por igual en una de las tortillas; por encima póngale la otra tortilla, colóquela a un lado en un papel de hornear.

3. Vierta el agua en una cacerola mediana. Manténgala allí hasta que hierva. Añada el brócoli, cocine por 1 minuto o hasta que el color brille. Sáquelo con un cucharón; colóquelo inmediatamente en agua helada. Cuele.

4. Por encima de la tortilla ponga el brócoli, los hongos y el chile dulce, rocíe las 4 cucharadas de queso cheddar que quedan.

5. Hornee por 8 minutos o hasta que el queso se derrita y los vegetales estén tiernos. Divídalo en 6 pedazos y sirva.

Información nutritiva por cada porción:
Calorías: 88; calorías de grasa: 16 (18%); grasa: 2 gramos; grasa saturada:1 gramo; colesterol: 4 miligramos; sodio:198 miligramos; carbohidratos: 12 gramos; fibra dietética: 1 gramo; calcio: 7% VD; hierro: 6% VD

Información de MiPirámide
Frutas: 0 tazas; verduras: 3/4 taza; granos: equivalente a 1 1/2 onzas; carne y frijoles: equivalente a 0 onzas; leche: 1/2 taza

Salmón ahumado con salsa de fruta tibia

Número de porciones: 8 (1 filete de salmón con ¼ taza de salsa)

1 mango mediano pelado y picado	2 cucharadas de pimienta blanca molida
1 papaya pequeña, pelada, sin semillas y picada	2 cucharadas de polvo de ajo
2 cucharadas de cebolla roja picada	2 cucharadas de polvo de cebolla
1 cucharada de jugo de naranja	1 cucharada de mostaza molida
1 cucharada de lima dulce	2 1/2 cucharaditas de pimienta roja
1 lata de (14.5 onzas) de tomates colados en lata Hunt's	2 1/2 cucharaditas de tomillo molido
	8 filetes de salmón, sin piel
1/4 taza de pimentón	Spray antiadherente PAM
2 cucharadas de pimienta negra molida	1 cucharada de cilantro picado
2 cucharadas de sal kosher	1 1/2 cucharadita de menta

1. Caliente el horno con anticipación a 425° F. Combine el mango, la papaya, la cebolla, el jugo de naranja, el jugo de lima y los tomates en un tazón mediano. Suavemente revuélvalo hasta que todo esté cubierto y póngalo a un lado.

2. Mezcle el pimentón, la pimienta negra, la sal, la pimienta blanca, el polvo de ajo, el polvo de cebolla, la mostaza molida, la pimienta roja y el tomillo en un tazón pequeño. Coloque 1/4 taza de la mezcla de la especia en un plato. Guarde lo restante en un contenedor para usarlo después.

3. La mezcla de la especia debe ser puesta en cada uno de los filetes. Remueva y sacuda el exceso del sazonador, déjelos descansar. Puede deshacerse del exceso del sazonador que se usó para cubrir el salmón.

4. Engrase una sartén grande con el spray antiadherente. Encienda el ventilador del horno. Caliente la sartén a fuego alto. Cuando la sartén esté caliente, añada los filetes en grupos, el lado sazonado por debajo. Cocine de 1 a 2 minutos o hasta que el sazonador se vea oscuro y haya formado una capa tostada. Déles vuelta, cocine 1 a 2 minutos más o hasta que se vean dorados. Ponga los filetes cocinados en una sartén. Meta la sartén al horno y hornee de 3 a 5 minutos o hasta que el salmón ha alcanzado una temperatura interna de 145° F.

5. Coloque la salsa de fruta en una sartén diferente; cocine, revuelva ocasionalmente a fuego medio de 3 a 5 minutos o hasta que los tomates se sientan calientes. Rocíe el cilantro y la menta picada por encima. Sirva inmediatamente con el salmón.

Información nutritiva por cada porción:
Calorías: 100; calorías de grasa: 45 (45%); grasa total: 5 gramos; grasa saturada: 0.5 gramos; colesterol: 60 miligramos; sodio: 270 miligramos; total de carbohidratos: 13 gramos; fibra dietética: 2 gramos; proteína: 23 gramos; calcio: 4% VD; hierro: 8% VD

Información de MiPirámide
Frutas: 1/4 taza; verduras: 1/4 taza; granos: equivalente a 0 onzas; carne y frijoles: equivalente a 1 onza; leche: 0 tazas

Carne de res asiática a la parrilla

Número de porciones: 4

2 cucharadas de vinagre de arroz
1 1/2 cucharadas de salsa de soya light
1 cucharada de vinagre balsámico
1/2 cucharadita de raíz de jengibre
1/4 cucharadita de aceite de ajonjolí
1 diente de ajo, picado
1/2 cucharadita de romero picado
1/8 cucharadita de chile rojo desmenuzado
1/8 cucharadita de pimienta negra
16 onzas de carne de res (matambre)
1 taza de arroz integral
1/4 taza de cebollas picadas

1. En un tazón, combine el vinagre de arroz, la salsa de soya, el vinagre balsámico, la raíz de jengibre, el aceite de ajonjolí, el ajo, el romero, el chile rojo y la pimienta negra. Añada la carne a la marinara y póngala a refrigerar por una hora, o si lo desea déjela allí toda la noche, dándole vuelta de vez en cuando.

2. En una cacerola pequeña, cocine el arroz según las direcciones del empaque, evitando la sal o la grasa.

3. Caliente la parrilla. Cuando esté lista, ase la carne de 4 a 8 minutos por cada lado, dependiendo de su gusto.
4. Deje reposar la carne en un plato por 1 ó 2 minutos. Rebane la carne al sesgo.
5. Agregue el arroz con las cebollas y sírvalo con la carne.

Información nutritiva por cada porción:
Calorías: 315; calorías de grasa: 59 (19%); grasa: 7 gramos; grasa saturada: 2 gramos; colesterol: 60 miligramos; sodio: 480 miligramos; carbohidratos: 24 gramos; fibra dietética: 2 gramos; calcio: 4 % VD; hierro: 17% VD

Información de MiPirámide
Frutas: 0 tazas; verduras: 0 tazas; granos: equivalente a 3/4 de onza; carne y frijoles: equivalente a 3 onzas; leche: 0 tazas

Cacerola horneada Ziti

Número de porciones: 6 (cada una de 1 1/4 taza)

Spray antiadherente PAM

8 onzas de pasta ziti

1 libra de carne molida sin grasa

1 (26 onzas) salsa de espagueti de cuatro quesos Hunt's

1 (6 onzas) pasta de tomate enlatada Hunt's

1 taza de queso mozzarela

1. Caliente el horno a 350° F. Engrase un plato de hornear de 8x8 pulgadas con el spray antiadherente. Prepare la pasta según las instrucciones del empaque; cuele.
2. Cocine la carne en una sartén grande a fuego medio por 7 minutos, o hasta que tome un color café, mueva con frecuencia; cuele. Revuelva la salsa de espagueti y la pasta de tomate hasta que estén bien mezcladas.
3. Vierta 1/2 taza de la salsa de carne en el palto de hornear. Ponga la mitad de la pastas, luego la mitad de la salsa de carne y 1/2 taza de queso. Repita las capas, y que la última sea de queso.
4. Hornee, al descubierto, por 10 minutos o hasta que el queso se derrita. Sirva inmediatamente.

Información nutritiva por cada porción:
Calorías: 390; calorías de grasa: 108 (28%); grasa total: 12 gramos; grasa saturada: 5 gramos; colesterol: 59 miligramos; sodio: 791 miligramos; total de carbohidratos: 43 gramos; fibra dietética: 6 gramos; proteína: 29 gramos Calcio: 15% VD; hierro: 34% VD

Información de MiPirámide
Frutas: 0 tazas; verduras: 3/4 taza; granos: equivalente a 1 1/2 onza; carne y frijoles: equivalente a 1 1/2 onzas; leche: 1/4 taza

Brócoli y queso cheddar envuelto en huevo

Número de porciones: 8

Spray antiadherente PAM
1 1/2 cucharadas de aceite de canola
2 tazas de cogollitos de brócoli picado
1/2 taza de cebolla picada
1/2 taza de pimiento rojo picado
1 1/3 tazas de leche descremada
1 1/2 tazas de huevos revueltos
1 taza de mezcla de hornear baja en grasa
3/4 taza (3 onzas) de queso rayado

1. Caliente el horno a 350° F. Engrase un plato de hornear de 8x8 pulgadas con el spray antiadherente.

2. Caliente el aceite en una sartén mediana a fuego medio. Agregue el brócoli, la cebolla y el pimiento rojo; cocine y revuelva por 4 minutos o hasta que se sienta tierno. Quítelo del calor.

3. Combine la leche, los huevos revueltos, la mezcla de hornear y la mitad aproximadamente del queso en un platón grande. Bátalo todo hasta que quede bien mezclado. Agregue los vegetales; mézclelos lentamente. Vierta la mezcla en el plato de hornear ya preparado.

4. Hornee por 40 minutos. Rocíe la parte de arriba con lo que queda del queso. Hornee otros 10 minutos más o hasta que pueda meter un cuchillo en el centro y sacarlo limpio. Deje enfriar por unos 5 minutos.

Información nutritiva por cada porción:
Calorías: 170; calorías de grasa: 50 (29%); grasa total: 5 gramos; grasa saturada: 2.5 gramos; colesterol: 10 miligramos; sodio: 350 miligramos; total de carbohidratos: 18 gramos; fibra dietética: 2 gramos; proteína: 12 gramos; calcio: 20% VD; hierro: 10% VD

Información de MiPirámide
Frutas: 0 tazas; verduras: 1/2 taza; granos: equivalente a 1/2 onza; carne y frijoles: equivalente a 1 onza; leche: 1/2 taza

Pollo «frito» a la crema

Número de porciones: 6

6 pechugas de pollo sin hueso ni pellejo (alrededor de 2 libras)
3/4 taza de leche de mantequilla baja en grasa
1/2 taza de claras de huevos batidos Egg Beaters
1 taza de harina de uso general
1/3 taza de harina de maíz
1/2 cucharadita de sal
1/2 cucharadita de pimienta negra molida
1/2 cucharadita de chile rojo molido
1/2 cucharadita de pimentón dulce páprika
3 cucharadas de aceite canola
Spray antiadherente PAM

1. Caliente el horno a 400° F. Con un mazo para carne, aplane las pechugas hasta que queden de un grosor parejo.

2. Bata la leche de mantequilla y las claras de huevos en un tazón. En otro tazón, combine la harina, harina de maíz, sal, pimienta, chile rojo, y páprika; mézclelos bien.

3. Meta al pollo en la mezcla de leche de mantequilla y luego espolvoree la mezcla de harina. Cocine el pollo en dos grupos. Para cada grupo, caliente 1 1/2 cucharadas de aceite en una sartén de teflón a temperatura media alta. Ponga tres de las pechugas en la sartén. Cocine durante 4 minutos en cada lado o hasta que esté dorado. Repita lo mismo con las tres pechugas restantes. Luego ponga al pollo en un papel para hornear rociado con la grasa del spray; hornee de 8 a 10 minutos o hasta que esté listo.

Información nutritiva por cada porción:
Calorías: 280; calorías de grasa: 80 (29%); grasa total: 9 gramos; grasa saturada: 1 gramo; colesterol: 90 miligramos; sodio: 200 miligramos; total de carbohidratos: 10 gramos; fibra dietética: 1 gramo; proteína: 37 gramos; calcio: 4% VD; hierro: 10% VD

Información de MiPirámide
Frutas: 0 tazas; verduras: 0 tazas; granos: equivalente a 1/2 onza; carne y frijoles: equivalente a 3 1/2 onzas; leche: 0 tazas

«Guiso» de zapallo con couscous

Número de porciones: 7

1 zapallo «butternut» (alrededor de 2 libras) cortado por la mitad a lo largo y que se le ha quitado las pepitas

2 cucharadas de aceite canola

1 cebolla grande cortada en trozos

3 dientes de ajo, molidos

1/2 cucharadita de pimienta de cayena

1/8 cucharadita de canela molida

1/8 cucharadita de nuez moscada

1 cucharadita de comino, dividido

2 latas (de 14 onzas) de caldo de pollo de bajo sodio

1 lata (de 15 onzas) de garbanzos, enjuagados y colados

1 lata (de 14,5 onzas) de tomates pequeños picados y colados

1/2 taza de pasas

1/2 cucharadita de sal kosher, dividida

1 1/2 tazas de agua

1 1/2 tazas (9 onzas) de couscous seco

2 cucharadas de perejil picado fresco

1/4 taza de almendras picadas

1. Pele el zapallo. Córtelo en trozos de 1 pulgada; póngalo a un lado.
2. Caliente a temperatura media el aceite en una cacerola de capacidad aproximada de 6 litros. Agregue la cebolla; cocine y remueva de vez en cuando hasta que esté suave, más o menos unos 5 minutos. Revuelva el ajo, la pimienta de cayena, la canela, la nuez moscada, y 1/2 cucharadita de comino. Cocine durante 1 minuto.
3. Agregue el caldo, zapallo, garbanzos, tomates colados, pasas, y 1/4 cucharadita de sal. Hágalo hervir. Ponga la temperatura a un nivel bajo. Cubra la olla y cocine durante 10 minutos. Quite la tapa y cocine unos 15 minutos, hasta que el zapallo esté suave.
4. Haga hervir el agua en una cacerola de tamaño mediano. Revuelva la restante 1/2 cucharadita de comino y el 1/4 cucharadita que queda de sal. Agregue el couscous. Tápelo y sáquelo del calor. Deje que repose unos 5 minutos. Aplaste suavemente con un tenedor.
5. En un tazón hondo, esparza el guiso sobre el couscous. Rocíe encima perejil y almendras.

Información nutritiva por cada porción:
Calorías: 370; calorías de grasa: 60 (16%); grasa total: 7 gramos; grasa saturada: 1 gramo; colesterol: 0 miligramos; sodio: 580 miligramos; total de carbohidratos: 68 gramos; fibra dietética: 8 gramos; proteína: 11 gramos; calcio: 15% VD; hierro: 15% VD

Información de MiPirámide
Frutas: 1/4 taza; verduras: 3/4 taza; granos: equivalente a 1 1/2 onzas; carne y frijoles: equivalente a 1 onza; leche: 0 tazas

Ensalada de huevo con curry

Número de porciones: 4

Spray antiadherente PAM
1 taza de huevos batidos Egg Beaters Original
2 cucharadas de mayonesa baja en grasa
2 cucharadas de yogur sin sabor y sin grasa
1/4 cucharadita de curry en polvo
1 taza de uvas rojas sin semilla cortadas por la mitad
1/4 taza de apio picado
2 rebanadas de cebollas verdes
4 hojas de lechuga Boston
2 cucharadas de rodajas delgadas de almendras tostadas

1. Ponga spray antiadherente a una medidora de cristal con capacidad de 2 tazas. Agregue los huevos Egg Beaters; tápelos. Póngalos en el microondas a temperatura alta por 1 minuto; revuelva con un tenedor. Póngalos en el microondas 45 segundos más, o hasta que el centro esté listo.

2. Ponga los huevos cocidos en un tazón mediano. Usando un tenedor, parta al huevo en trozos pequeños fáciles de comer. Deje reposar 15 minutos o hasta que esté frío.

3. Añada la mayonesa, yogur, curry en polvo, uvas, apio, y cebolla; mezcle ligeramente. Sírvalo encima de las hojas de lechuga. Rocíe las almendras de forma pareja.

Información nutritiva por cada porción:
Calorías: 100; calorías de grasa: 25 (25%); grasa total: 3 gramos; grasa saturada: 0 gramos; colesterol: 0 miligramos; sodio: 190 miligramos; total de carbohidratos: 11 gramos; fibra dietética: 1 gramo; proteína: 8 gramos; calcio: 6% VD; hierro: 8% VD

Información de MiPirámide
Frutas: 1/2 taza; verduras: 1/2 taza; granos: equivalente a 0 onzas; carne y frijoles: equivalente a 2 1/2 onzas; leche: 0 tazas

Pollo marinado a la parrilla con salsa de tomate y frutas

Número de porciones: 6

2 dientes de ajo, picados en trozos muy pequeños
1/4 taza de salsa de tomate Hunt's
1/4 taza de salsa Worcestershire
1/4 taza de vinagre blanco
1/4 taza de miel
2 cucharadas de salsa de soya LaChoy
6 pechugas de pollo sin huesos ni pellejo (1 y 1/2 libras)
Spray antiadherente PAM
1 lata de (14,5 onzas) de tomate picados y colados Hunt's
1 taza de piña, mango, o papaya picada
1/4 taza de cebolla roja picada
1 cucharada de cilantro picado

1. Combine el ajo, la salsa de tomate, la salsa Worcestershire, el vinagre, la miel y la salsa de soya en un tazón pequeño; hasta que quede bien mezclado. Con un mazo para carne aplane las pechugas. Coloque el pollo en una bolsa grande que se pueda sellar. Vierta el aderezo en la bolsa, y revuélvala junto con el pollo. Selle la bolsa. Refrigere toda la noche o al menos dos horas.

2. Engrase la parrilla y los utensilios con el spray antiadherente. Caliente la parrilla a fuego medio. Combine los tomates picados, la piña, la cebolla y el cilantro en un tazón pequeño; póngalo a un lado. Saque el pollo de la bolsa; deshágase del aderezo.

3. Ase el pollo por 5 minutos, déle vuelta. Cocine otros 5 minutos o hasta que el centro de la pechuga no tenga un color rosado. Sirva cada pechuga de pollo con 1/3 taza de salsa de tomate y frutas.

Información nutritiva por cada porción:
Calorías: 180; calorías de grasa: 15 (8%); grasa total: 1,5 gramos; grasa saturada: 0 gramos; colesterol: 65 miligramos; sodio: 460 miligramos; total de carbohidratos: 15 gramos; fibra dietética: 1 gramo; proteína: 27 gramos; calcio: 4% VD; hierro: 8% VD

Información de MiPirámide
Frutas: 1/4 taza; verduras: 1 1/4 tazas; granos: equivalente a 0 onzas; carne y frijoles: equivalente a 2 1/2 onzas; leche: 0 tazas

Carne de res jamaiquina y brócoli

Número de porciones: 4

2 tazas (8 onzas) de cogollitos de brócoli
Spray antiadherente PAM
1 libra de carne de res, cortada en rodajas delgadas
1/4 cucharadita de pimienta negra molida
1/2 cebolla picada (aproximadamente una taza)
1 lata (14,5 onzas) de tomates picados y colados Hunt's
1 lata (11 onzas) de mandarinas coladas
3 cucharadas de marinara caribeña
3 tazas de arroz integral cocido

1. Coloque el brócoli y una cucharada de agua en un tazón de microondas; tápelo. Cocine en el microondas por 1 minuto a temperatura alta; cuele y póngalo a un lado.
2. Engrase una sartén con el spray antiadherente. Caliente a fuego moderado por 1 minuto. Cocine la carne en la sartén por 5 minutos o hasta que se dore, revolviendo constantemente; saque la de la sartén. Agregue la pimienta y la cebolla; cocine 5 minutos o hasta que se dore, revuelva constantemente. Vuelva a poner la carne en la sartén. Agregue los tomates colados, el brócoli, las mandarinas y la marinara. Caliente a fuego lento por 10 minutos o hasta que la salsa se caliente y esté espesa, revuelva de vez en cuando.
3. Sírvala sobre el arroz integral.

Información nutritiva por cada porción:
Calorías: 340; calorías de grasa: 45 (13%); grasa total: 5 gramos; grasa saturada: 1,5 gramos; colesterol: 40 miligramos; sodio: 580 miligramos; carbohidratos: 44 gramos; fibra dietética: 5 gramos; proteína: 31 gramos; calcio:10% VD; hierro: 15% VD

Información de MiPirámide
Frutas: 1/4 taza; verduras: 1/4 taza; granos: equivalente a 1 onza; carne y frijoles: equivalente a 2 1/2 onzas; leche: 0 tazas

Fajita quiche estilo suroeste

Número de porciones: 8 (1 rebanada por persona)

Spray antiadherente PAM
1/2 taza de pimiento rojo en rebanadas
1/2 taza de pimiento verde en rebanadas
1/3 taza de cebollas en rebanadas
4 onzas de pechuga sin hueso ni pellejo, cortadas en tiras
1 taza de huevos batidos Egg Beaters estilo suroeste
3/4 taza de leche descremada
1/2 cucharadita de comino molido
1 taza de queso mexicano rayado bajo en grasa
4 tortillas de harina (de 8 pulgadas)
Salsa (opcional)
Crema sin grasa (opcional)

1. Caliente el horno a 350° F. Engrase una sartén con el spray antiadherente. Caliente a fuego medio.

2. Agregue los pimientos y las cebollas; cocine por 5 minutos o hasta que estén tiernos. Sáquelos de la sartén y póngalos a un lado. Revuelva el pollo y cocine por 3 minutos o hasta que el pollo ya no se vea de color rosado. Sáquelo de la sartén y póngalo a un lado junto a los pimientos y las cebollas.

3. Combine los huevos batidos, la leche y el comino en un tazón grande. Agregue el queso; mezcle ligeramente. Revuelva los pimientos cocidos, la cebolla y el pollo.

4. Engrase un molde para pasteles de 9 pulgadas con el spray antiadherente. Coloque las tortillas en el molde hasta formar una base, colocando una parcialmente encima de la otra de manera pareja (dejando de 3 a 4 pulgadas para cubrir la parte de arriba del molde). Vierta la mezcla con huevos revueltos sobre las tortillas. Hornee por unos 40 minutos o hasta que pueda meter un cuchillo en el centro y sacarlo limpio. Déjelo enfriar encima de una base con rejillas por 10 minutos antes de servir. Sírvalo con salsa y crema baja de grasa, si lo desea.

Información nutritiva por cada porción:
Calorías: 160; calorías de grasa: 45 (28%); grasa total: 5 gramos; grasa saturada: 2 gramos; colesterol: 20 miligramos; sodio: 370 miligramos; total de carbohidratos: 15 gramos; fibra dietética: 1 gramo; proteína: 13 gramos; calcio: 20% VD; hierro: 8% VD

Información de MiPirámide
Frutas: 0 tazas; verduras: 0 tazas; granos: equivalente a 1/2 onza; carne y frijoles: equivalente a 1 onza; leche: 1/2 taza

Ensalada de fideos de res picante

Número de porciones: 4 (una taza cada uno)

4 onzas de fideos de arroz crudos	1/2 cucharadita de jengibre rayado
2 cucharadas de aceite de maní	2 cebollas verdes, rebanadas en forma diagonal
1 cucharada de salsa de chile picante	1/2 taza de zanahorias ralladas
1 cucharada de miel	1/2 taza de pimiento rojo
1 cucharada de jugo de limón dulce	1/2 taza de pepino inglés
1 cucharada de vinagre de arroz sazonado	8 onzas de matambre, finamente rebanada
2 cucharaditas de salsa de soya La Choy	1/2 cucharadita de sal kosher
1 cucharadita de aceite de ajonjolí tostado	1/4 cucharadita de pimienta negra molida
1 cucharadita de salsa de pescado	Spray antiadherente PAM
1 cucharada de cilantro picado	2 cucharadas de fideos de arroz La Choy

1. Prepare los fideos de arroz según las instrucciones del empaque, pero no agregue la sal. Cuélelo y póngalo a un lado.

2. Revuelva el aceite de maní, la salsa picante, la miel, el jugo de limón, el vinagre de arroz, la salsa de soya, el aceite de ajonjolí, la salsa de pescado, el cilantro, y el jengibre en un tazón grande. Agregue las cebollas verdes, las zanahorias, el pimiento rojo, el pepino y los fideos de arroz preparado a la mezcla; póngala un lado.

3. Sazone la carne con sal y pimienta negra. Engrase una sartén de doce pulgadas con el spray antiadherente. Caliente a fuego alto. Cuando éste caliente agregue la carne. Cocine y revuelva por casi 4 minutos o hasta que la carne no se vea rosada en el centro. Cocine por separado, si es necesario.

4. Agregue la carne al tazón. Revuelva todos los ingredientes con el aderezo.

5. Coloque los fideos como adorno. Sirva a temperatura ambiente. Refrigere lo sobrante.

Información nutritiva por cada porción:
Calorías: 300; calorías de grasa: 100 (33%); grasa total: 12 gramos; grasa saturada: 3 gramos; colesterol: 15 miligramos; sodio: 520 miligramos; total de carbohidratos: 33 gramos; fibra dietética: 2 gramos; proteína: 15 gramos; calcio: 4% VD; hierro: 10% VD

Información de MiPirámide
Frutas: 0 tazas; verduras: 1/2 taza; granos: equivalente a 1 onza; carne y frijoles: equivalente a 1 1/2 onza; leche: 0 tazas

Jengibre picante frito

Número de porciones: 6 (una taza cada uno)

1/3 taza de salsa de jengibre y ajo La Choy

1/3 taza de caldo de pollo bajo en sodio

1/4 taza de jugo de naranja

1 cucharadita de hojuelas de chile rojo desmenuzadas

1 cucharadita de maicena

1 spray antiadherente PAM

12 onzas de pechuga de pollo sin hueso ni pellejo, cortada en trozos pequeños

1 cucharada de raíz de jengibre rayado

2 cucharaditas de ajo picado

12 onzas de cogollitos de brócoli, cortada en pedazos pequeños

8,8 onzas (un paquete) de arroz integral, preparado

3 cucharadas de jengibre cristalizado, picado muy fino

2 cucharadas de almendras tostadas picadas muy fino

1/2 cucharadita de aceite de ajonjolí tostado

1. Revuelva la salsa, el caldo, el jugo, las hojuelas de chile y la maicena en un tazón pequeño; póngalo un lado.

2. Engrase una sartén de 12 pulgadas con el spray antiadherente; y colóquelo sobre fuego alto. Cuando esté caliente, agregue el pollo. Cocine y revuelva entre 3 y 5 minutos o hasta que el pollo esté dorándose. Agregue la raíz de jengibre y el ajo; cocine y revuelva por 1 minuto, o hasta que el aroma sobresalga.

3. Agregue los cogollitos de brócoli; cocine y revuelva de 3 a 5 minutos, o hasta que el brócoli esté tierno. Revuelva la mezcla de la salsa y cocine de 2 a 3 minutos o hasta que la salsa se vea ligeramente espesa.

4. Agregue el arroz, el jengibre, las nueces y el aceite de ajonjolí. Revuelva todos los ingredientes. Caliéntelos y sírvalos inmediatamente.

Información nutritiva por cada porción:
Calorías: 270; calorías de grasa: 40 (15%); grasa total: 4,5 gramos; grasa saturada: 0,5 gramos; colesterol: 35 miligramos; sodio: 380 miligramos; total de carbohidratos: 41 gramos; fibra dietética: 3 gramos; proteína: 17 gramos; calcio: 6% VD; hierro: 10% VD

Información de MiPirámide
Frutas: 0 tazas; verduras: 3/4 taza; granos: equivalente a 1/2 onza; carne y frijoles: equivalente a 1 1/2 onzas; leche: 0 tazas

Pasta de cabello de ángel con pollo y camarón

Número de porciones: 4 (1 1/2 tazas cada una)

6 onzas de pasta de cabello de ángel
1/2 taza de caldo de pollo
2 cucharadas de salsa de soya La Choy
2 cucharaditas de maicena
1/2 cucharadita de jengibre molido
Spray antiadherente de aceite de oliva PAM
1/2 taza de cebollas verdes rebanadas
2 dientes de ajo, molido
1 zapallo amarillo mediano cortado en rebanadas de 1/4 de pulgada de grosor
1 pimiento rojo o verde pequeño, cortado en rebanadas finas
8 onzas de pechuga sin hueso ni pellejo, cortadas en trozos de 3/4 de pulgada
4 onzas de camarón pelado

1. Cocine la pasta según la dirección del empaque, sin ponerle sal o grasa; cuélela.
2. Mientras tanto, en un plato pequeño, combine el caldo, la salsa de soya, la maicena y el jengibre utilizando una licuadora, póngalo a un lado. Engrase una sartén grande con el spray antiadherente. Caliente por 1 minuto a fuego medio. Añada las cebollas y el ajo; cocine por 1 ó 2 minutos, o hasta que el ajo se dore, moviendo de vez en cuando. Saque las cebollas y el ajo de la sartén; póngalas a un lado.
3. Agregue el zapallo a la sartén; cocine por 2 minutos, revolviéndolo con frecuencia. Agregue el pimiento rojo; cocine por 2 minutos o hasta que las verduras estén tiernas. Saque las verduras de la sartén; póngalas a un lado. Agregue el pollo y el camarón a la sartén; cocine de 3 a 4 minutos, o hasta que el pollo no se vea rosado en el centro y el camarón se vuelva rosado. Arrime a un lado de la sartén el pollo y el camarón. Revuelva la mezcla del caldo; póngala en la sartén. Cocine por 1 minuto o hasta que la mezcla del caldo esté espesa, revolviéndola constantemente. Mezcle las verduras cocidas; cocine de 1 a 2 minutos, o hasta que se encuentren bien cocidos.
4. Cuele la pasta; colóquela en un plato de servir. Rocíe el spray antiadherente; ponga encima el pollo, el camarón y la mezcla de verduras.

Información nutritiva por cada porción:
Calorías: 278; calorías de grasa: 27 (10%); grasa total: 3 gramos; grasa saturada: 1 gramo; colesterol: 66 miligramos; sodio: 476 miligramos; total de carbohidratos: 39 gramos; fibra dietética: 3 gramos; proteína: 23 gramos; calcio: 4% VD; hierro: 16% VD

Información de MiPirámide
Frutas: 0 tazas; verduras: 1/2 taza; granos: equivalente a 1 1/2 onzas; carne y frijoles: equivalente a 2 onzas; leche: 0 tazas

Pollo florentino

Número de porciones: 6 (media pechuga cada una)

Spray antiadherente PAM
1 taza de queso parmesano rayado
1/2 cucharadita de sazonador italiano
6 pechugas (de 6 onzas) sin hueso ni pellejo
1 cucharada de margarina Parkay
1/4 taza de cebollas verdes rebanadas
1/2 taza de leche descremada
2/3 taza de espinaca picada y seca
1 frasco (de 2 onzas) de pimientos picados y colados
1/8 cucharadita de sal

1. Caliente el horno a 350° F. Engrase un plato de hornear de 13x9 pulgadas con el spray antiadherente.
2. Combine el queso y el sazonador italiano en un plato. Agregue el pollo; déle vuelta para que ambos lados estén empapados de la mezcla. Coloque el pollo en el plato de hornear. Ponga a un lado la mezcla del queso restante para usarlo más adelante.
3. Derrita la margarina en una cacerola pequeña a fuego medio. Agregue las cebollas y cocine por 2 minutos, o hasta que esté tierno, revolviendo de vez en cuando. Agregue la leche y cocine hasta que esté espesa, revolviéndola frecuentemente. Agregue la espinaca, los pimientos y la sal; mezcle bien. Vierta la salsa sobre el pollo; y luego vierta lo que queda de la mezcla del queso.
4. Hornee por 30 a 35 minutos o hasta que el pollo no se vea rosado en el centro y sus jugos sean claros (165° F).

Información nutritiva por cada porción:
Calorías: 345; calorías de grasa: 99 (29%); grasa total: 11 gramos; grasa saturada: 4 gramos; colesterol: 144 miligramos; sodio: 439 miligramos; total de carbohidratos: 3 gramos; fibra dietética: 1 gramo; proteína: 56 gramos; calcio: 26% VD; hierro: 13% VD

Información de MiPirámide
Frutas: 0 tazas; verduras: 1/4 taza; granos: equivalente a 0 onzas; carne y frijoles: equivalente a 3 1/2 onzas; leche: 1/2 taza

Ensalada de maíz con pavo mesquite

Número de porciones: 4 (1 taza de maíz, 1/2 taza de espinaca
y 1 1/2 onzas de pavo en cada una)

1/3 taza de aderezo italiano light
1/2 cucharadita de comino molido
3 tazas de granos de maíz descongelado
1 taza de apio picado
1/2 taza de pimiento rojo picado
2 cucharadas de cilantro picado
2 tazas de hojas de espinacas
6 onzas de pavo mesquite en rodajas finas

1. Mezcle el aderezo y el comino en un tazón pequeño; póngalo a un lado. Combine el maíz, el apio, el pimiento rojo y el cilantro en un tazón grande. Agregue la mezcla del aderezo; revuelva.
2. Cubra 4 platos de ensalada con las hojas de espinaca. Corte el pavo en rodajas; póngalo sobre las espinacas.
3. Vierta en cada una de las ensaladas 1 taza de la mezcla de maíz antes de servir.

Información nutritiva por cada porción:
Calorías: 191; calorías de grasa: 45 (24%); grasa total: 5 gramos; grasa saturada: 1 gramo; colesterol: 21 miligramos; sodio: 550 miligramos; total de carbohidratos: 29 gramos; fibra dietética: 4 gramos; proteína: 11 gramos; calcio: 4% VD; hierro: 7% VD

Información de MiPirámide
Frutas: 0 tazas; verduras: 1 3/4 taza; granos: equivalente a 0 onzas; carne y frijoles: equivalente a 1 1/2 onzas; leche: 0 tazas

Pollo fiesta

Número de porciones: 8 (1 muslo y 3/4 taza de arroz cada una)

1 1/2 cucharaditas de aceite vegetal
2 1/2 libras de muslos de pollo (aproximadamente 8)
3 1/2 cucharadas de cebollas verdes finamente rebanadas
2 latas (de 10 onzas) de tomates y chile verde Ro-Tel picadas y sin colar
1 taza de arroz blanco de grano largo sin cocer
1 lata (8 onzas) de salsa de tomate Hunt's
1/2 taza de agua
1/2 taza (2 onzas) queso cheddar desmenuzado

1. Caliente el aceite en una sartén grande a fuego medio. Agregue el pollo; cocine hasta que ambos lados estén dorados, dándole vueltas de vez en cuando. Quite el pollo de la sartén, pero que se quede el aceite; cubra el pollo para mantenerlo tibio.
2. Guarde 2 cucharadas de las cebollas verdes para usarlas después. Agregue las cebollas restantes al aceite de la sartén; mezcle bien. Revuelva los tomates y el jugo, el arroz, la salsa de tomate y el agua. Permita que hierva. Encima póngale el pollo; y tápelo. Reduzca el calor a fuego lento; y mantenga el calor por 20 minutos o hasta que los muslos no se vean rosados en el centro y sus jugos se vean claros (165° F).
3. Ponga el queso encima del pollo y las 2 cucharadas de cebollas verdes que quedaban; tape la sartén. Cocine unos 5 minutos más, o hasta que el queso se derrita, se absorba el líquido y el arroz esté cocido.

Información nutritiva por cada porción:
Calorías: 302; calorías de grasa: 99 (33%); grasa total: 11 gramos; grasa saturada: 4 gramos; colesterol: 73 miligramos; sodio: 550 miligramos; total de carbohidratos: 24 gramos; fibra dietética: 1 gramo; proteína: 24 gramos; calcio: 8% VD; hierro: 13% VD

Información de MiPirámide
Frutas: 0 tazas; verduras: 1/2 taza; granos: equivalente a 1 onza; carne y frijoles: equivalente a 3 onzas; leche: 0 tazas

Consejos de nutrición

Fiesta de frutas

• Si desea un postre saludable, endulce fresas rebanadas con una pequeña cantidad de preservativos o almíbares de frutas mezclados con una pequeña cantidad de vinagre balsámico. La combinación de los sabores realmente aumenta el sabor de las fresas sin agregar mucha azúcar.

• ¿Le gustan los arándanos con helado? Deje a un lado la grasa y las calorías al escoger un helado bajo en grasa o un yogur congelado. O si quiere algo realmente especial, vierta unas pequeñas cucharadas de helado de vainilla derretida encima de los arándanos. Disfruta el mismo sabor con bajo consumo en grasa.

• Aumente el sabor, la fibra y los nutrientes de su tazón de cereal del desayuno al agregar fresas, moras, arándanos, duraznos o bananos.

• Si tiene bananos que se están madurando demasiado, córtelos en rebanadas y congélelos para usarlos luego en licuados o comidas al horno.

Una variedad de verduras

• La espinaca sienta muy bien en una ensalada y puede agregar interés y nutrientes a otros alimentos. Úsela en emparedados, agréguela en platos de pasta, o revuelta en la sopa.

• Si desea agregar fibra, sabor, textura y una gran apariencia, ponga frijoles negros colados a los tacos, las fajitas y las salsas.

• Agregue zanahorias picadas o rebanadas para preparar la salsa de espagueti si desea tener más nutrición y dulzura. Los chiles rojos o verdes o la calabacita sofrita dan excelente sabor a la salsa.

• Cuando escoja sus verduras y frutas piense en el color. Las verduras y las frutas de colores brillantes generalmente tienen muchos nutrientes, incluyendo vitaminas, antioxidantes y otros fitoquímicos.

• Las verduras y la parrilla van de la mano. En un palito puede alinear trozos de cebolla, pimiento rojo y verde, hongos y tomates. También puede agregar el zapallo amarillo y la calabacita así como la berenjena en rodajas. Unte aceite de oliva a los vegetales con una brocha de cocinar. La mejor posición en la parrilla es a una distancia en que no le dé el calor directamente.

- Si desea una sopa fría en el verano, pruebe con el gazpacho. Todo lo que necesita es trozos de tomate, trozos de pepino pelado, chile verde y un poco de aceite de oliva y ajo. Licúelos en el procesador de alimentos o la licuadora. Agregue jugo de verduras bajo en sodio si desea tener más consistencia o puede hacerlo más espeso con una o dos rebanadas de pan. Sazone con pimienta molida, sal de mar y yogur bajo en grasa.
- Utilice zanahorias cocidas, tomates, brócoli, coliflor o nabos en puré cuando desea hacer la sopa más espesa o como una salsa para agregar nutrientes. Seleccione el sabor y el color que va a licuar con la sopa o plato que esté preparando.

Comidas para ahorrar tiempo

- Para reducir el tiempo de la preparación de una comida durante los días de la semana ocupados, dedique tiempo durante los fines de semana para avanzar en las siguientes tareas:
  - Corte, rebane o pique las verduras y guárdelas en bolsas plásticas que se puedan cerrar herméticamente para guardar espacios, o compre verduras prelavadas y ya picadas.
  - Cocine toda la pasta que necesite durante la semana; cuélela y déjela enfriar; luego rocíele algún antiadherente de cocina y revuélvala. Guárdela en bolsas plásticas que se puedan sellar herméticamente hasta que la necesite.
  - Si desea una alternativa rápida al arroz o la pasta, pruebe con la pasta sémola «couscous». Al igual que la pasta, el «couscous» se hace de trigo sémola y se puede comprar precocida y seca que sólo necesita pocos minutos para prepararla con agua hirviendo. Si desea agregar un poco de sabor con poco sodio o calorías, utilice el caldo bajo en sodio, té de durazno, o hasta jugo de frutas. Añada nutrición, color y textura al incluir zanahorias rayadas, cebolla en rodajas, melocotones picados, pasas o arándanos secos.

Bondades del grano entero

- Las palomitas de maíz son ingredientes de grano entero que pueden incorporarse fácilmente en un plan de alimentos equilibrado. Escoja las variedades bajas en grasa para microondas.
- La avena instantánea es una forma rápida de alimentarse con alimento integral en la mañana. Sírvala con leche sin grasa y frutas para que así obtenga tres grupos alimenticios nutritivos.

- Busque versiones integrales de sus platos favoritos tales como la pasta, los waffles o el arroz.
- Agregue cebada a sus sopas de verduras favoritas lo que aumentará su consumo integral.
- Ricas ensaladas de verano: Pruebe con el tabbouli de trigo, tomates, ajos y perejil y rocíe jugo de limón y aceite de oliva. O pruebe utilizar cebada o quinoa.
- Cuando esté preparando un pancake o un waffle, utilice la mitad de harina de trigo integral.

Proteína sin grasa

- El pescado es un alimento «rápido» muy bueno para usted. La regla general al cocinar el pescado es: diez minutos de cocción por cada pulgada de grosor. En otras palabras, un filete de media pulgada necesitará cinco minutos de cocción; un filete de una pulgada necesitará diez minutos de cocción.
- Cocer a fuego lento es la forma genial de cocinar las pechugas de pollo o el pescado sin agregar grasa. El alimento se cocina en un líquido. Este líquido puede ser caldo, vino, limón, otros jugos de frutas o agua. Combine los diferentes líquidos y agregue las hierbas y otros sazonadores si desea tener varias opciones de sabor.
- Controle las porciones de los adultos y los niños haciendo pan de carne de manera individual. Utilice su receta favorita de pan de carne (utilice pavo molido en lugar de carne de res) y hornéelo en una sartén para molletes en lugar de una sartén grande.

Platos que los niños disfrutan

- Si desea un bocadillo o un postre nutritivo para después de la escuela, póngale frutas frescas a la gelatina o al budín.
- Tenga a la mano mezcla de chocolate con calcio. Si desea darle más sabor y mayor calcio, utilice leche descremada en lugar de agua.
- Si desea bocadillos coloridos para después de la escuela, sirva rebanadas delgadas de pimiento rojo o verde junto con las zanahorias y el apio, y agregue una pequeña cantidad de aderezo.
- Si los niños van a disfrutar de una piyamada, haga que el tema de la fiesta sea «haga su propia pizza». Utilice pan árabe o las mitades del mollete inglés como capa de pan, salsa de espagueti ya preparada, queso mozzarella bajo

en grasa y una variedad de otros ingredientes (hongos, jamón, piña, etc.). Hornee en un tostador hasta que el queso se derrita.

* Otro bocadillo divertido se hace agregando mantequilla de maní a los tallos de apio. Esto le da la fibra y proteína. Si lo desea, le puede poner pasas como si fueran «hormigas caminando en un tronco» o galletas saladas en forma de pescado.

* Otro bocadillo divertido se hace con manzanas. Córtelas en rodajas, y luego unte mantequilla de maní en cada lado. Coloque dos o tres malvaviscos pequeños en las partes que tienen la mantequilla para crear la forma de dientes.

Desayuno sin esfuerzo

* Haga que sus hijos participen preparando la comida al pedirles que hagan una banana split. Para ello utilice bananos, una variedad de yogur de sabores, cereal, piña enlatada, pasas y semillas de girasol. Por encima puede verter el almíbar de fruta.

* Si desea una alternativa más saludable, haga pan tostado francés utilizando pan integral y un sustituto del huevo en base a la clara.

* Haga almíbar de frutas para sus waffles y pancakes en lugar de mantequilla. Haga un puré de banano en una pequeña cacerola, agregue jugo de naranja y caliente hasta que hierva. Si desea que el almíbar sea menos espeso, manténgalo en el fuego por un par de minutos más. Si desea que el almíbar sea más espeso, agregue más jugo. Prepare pancakes hechos con leche baja en grasa o waffles integrales congelados.

Mantenga la grasa equilibrada

* Si está haciendo una receta que utiliza crema y usted está cuidando sus calorías y su consumo de grasa, utilice leche descremada evaporada.

* Si va a cocinar con grasa, escoja un aceite que tenga grasa monoinsaturada tal como el aceite de canola o el aceite de oliva en lugar de mantequilla.

* Para disminuir las calorías mientras intenta evitar que la comida se pegue a los sartenes, utilice spray antiadherente en vez de aceite. Además le ayudará a reducir el tiempo de limpieza.

* Usted puede reducir la grasa mientras aumenta el sabor combinando la mayonesa con la misma cantidad de vinagre de arroz sazonado. Utilice la

mezcla con las ensaladas que tengan mayonesa o como aderezo para un emparentado. Eso le da sabor y contribuye con sólo la mitad de la grasa de la mayonesa común.

* Si va a hacer una ensalada de taquitos sin mucha grasa o sal, corte pequeñas tiras de tortilla de maíz, rocíeles spray antiadherente y fríalas en una sartén. Agréguelas a la ensalada y guarde el resto en un contenedor hermético.

Estrategias para la ensalada

Ya que las ensaladas ofrecen una variedad de verduras coloridas, nutritivas y bajas en grasa, muchas personas comen ensaladas cuando intentan alimentarse más saludablemente. Desgraciadamente, el aderezo y otros productos hacen que la ensalada nutritiva se convierta en una indulgencia alta en grasa. Las siguientes son algunas sugerencias para comer una ensalada deliciosa que tenga mucha nutrición:

* Si desea nutrición, textura y un atractivo visual, sustituya la hoja de lechuga verde oscura por la lechuga iceberg como base para su ensalada.
* Agregue una variedad de verduras cuando busque la satisfacción de su cena. Por ejemplo, pimiento rojo o amarillo, jícama, rodajas de cebolla, hongos, maíz, verduras a la parrilla, tomates, pepinos, rodajas de fresas, mangos, naranjas, manzanas, y frutas seca.
* Una ensalada es una comida nutritiva con la adición de la proteína. Algunas pueden incluir carne de res sin grasa a la parrilla, pollo, camarón, queso de soya; carne molida de pavo o de res sazonada. Frijoles negros colados, garbanzos. Agregue arroz cocido, o camote. ¡Puede servirlos calientes sobre la ensalada fría!
* Usted puede darle un sabor especial a la ensalada y controlar la grasa y las calorías. Utilice únicamente uno de los siguientes ingredientes y sólo una pequeña cantidad: tocino; una pequeña cantidad de queso azul, queso parmesano o queso cheddar desmenuzado; nueces tostadas, nueces de soya, semillas de girasol, huevo duro picado, aguacate de banano u olivas maduras.
* Las bondades nutricionales de su ensalada pueden ser grandiosas al agregar un aderezo saludable o puede echarla a perder ahogándola en un aderezo con demasiada grasa. Las siguientes son algunas ideas que le ayudarán a

controlar la cantidad de grasa que se añade a su ensalada sin sacrificar el sabor:

- Una vez que haya agregado el aderezo, revuelva la ensalada. Si el aderezo está bien distribuido, no necesitará mucho. Utilice un tazón y ponga una pequeña cantidad predeterminada de aderezo en toda la superficie. Luego revuelva la ensalada para asegurar que el aderezo quede bien esparcido. Agregue aderezo adicional en pequeñas cantidades y revuelva hasta que tenga la cantidad óptima.
- Haga su propia vinagreta utilizando aceite de oliva de buena calidad y experimente con varios tipos de vinagre hasta encontrar el que usted prefiera. Considere el vinagre balsámico, de vino o el de arroz sazonado. Por lo general, la vinagreta utiliza tres partes de aceite por cada parte de vinagre. Si desea hacer un vinagre más suave, ponga la misma cantidad de aceite con el vinagre o quizás hasta menos.
- Utilice su aderezo de ensalada preferido pero licúe con partes iguales de vinagre de vino o de arroz antes de agregarlo a su ensalada. Esto hará que el aderezo tenga nada más la mitad de la grasa y aun así pueda combinarse muy bien con la ensalada.
- Disminuya la grasa pero no el sabor del aderezo ranchero combinando una pequeña botella de aderezo con una lata de diez onzas de tomates y chile verde en rodajas (asegúrese de colar el tomate y el chile). Los tomates le dan un sabor delicioso. Este tipo de aderezo funciona muy bien con ensaladas de taquitos y aun con bocadillos.
- Disfrute una ensalada a la hora del almuerzo en su trabajo. Empaque los ingredientes de la ensalada en una bolsa plástica hermética de un galón. Antes de servir, agregue el aderezo y revuelva hasta combinarlo. Ponga la ensalada en un plato y disfrute de una ensalada ¡sin utensilios extras que lavar, o manos sucias!

Recursos recomendados

Sitios de la Internet

Información gubernamental médica y de salud general

medlineplus.gov/spanish—Biblioteca Nacional de Medicina

salud.nih.gov—Institutos Nacionales de la Salud

www.healthfinder.gov/espanol— Centro Nacional de Información de la Salud

www.cdc.gov/spanish— Centros para el Control y la Prevención de Enfermedades

www.fitness.gov—President's Council on Physical Fitness and Sports (Concilio del Presidente sobre Deporte y Acondicionamiento Físico)

www.mypyramid.gov/sp-index.html—Departamento de Agricultura de Estados Unidos

www.nutrition.gov/nal_display/index.php?info_center=11&tax_level=1&tax_subject=504—Departamento de Agricultura

Agencias o asociaciones del cuidado de la salud

http://familydoctor.org/online/famdoces/home.html—Academia Estadounidense de Médicos de Familia

www.ama-assn.org—American Medical Association (Asociación Médica Estadounidense)

www.americanheart.org/presenter.jhtml?identifier=3015971—American Heart Association (Asociación Estadounidense del Corazón)

www.centrodeapoyoapa.org—Centro de Apoyo de la Asociación Americana de Psicología

www.lungusa.org/site/pp.asp?c=dvLUK9O0E&b=33214—American Lung Association (Asociación Estadounidense del Pulmón)

www.cancer.org/docroot/ESP/ESP_0.asp—Sociedad Americana del Cáncer www.eatright.org—American Dietetic Association (Asociación Dietética Estadounidense)

Sitios comerciales

www.webmd.com—WebMD (Médicos en la red)

www.mayoclinic.com—The Mayo Clinic (Clínica Mayo)

www.rippehealth.com—Rippe Health Institute (Instituto de Salud Rippe)

www.supplementwatch.com—Supplement Watch (Vigías de Suplemento)

Libros

Anderson, Bob. *Estirándose*. Miami: Santillana USA, 2001.

Duyff, Roberta Larsen. *American Dietetic Association Complete Food and Nutrition Guide, Third Edition*. New York: Wiley, 2006.

Kabat-Zinn, Jon. *Vivir con plenitud las crisis: Cómo utilizar la sabiduría del cuerpo y de la mente para afrontar el estrés, el dolor y la enfermedad*. Barcelona: Kairós, 2004.

Kabat-Zinn, Jon. *Wherever You Go, You Are There: Mindfulness Meditation in Everyday Life*. New York: Hyperion, 1995.

Moore, Thomas. *El cuidado del alma: Cómo dar profundidad y significado a nuestras vidas*. Barcelona: Círculo de Lectores, 1994.

Peck, M. Scott. *Un camino sin huellas: La nueva psicología del amor*. Barcelona: Salamandra, 1996.

Rippe, James M., M.D. *High Performance Health: 10 Real Life Solutions to Redefine Your Health and Revolutionize Your Life*. Nashville: Thomas Nelson, 2007.

Siegel, Bernie S. *Amor, medicina milagrosa*. Pozuelo de Alarcón: Espasa-Calpe, 1998.

Siegel, Bernie S. *Paz, amor y autocuración*. Barcelona: Urano, 1999.

Notas

Capítulo 1

1. KT Knoops et al., "Mediterranean diet, lifestyle factors, and 10-year mortality in elderly European men and women: the HALE project", *JAMA* 292, no. 12 (2004):1433-9.

2. TM Manini et al., "Daily activity energy expenditure and mortality among older adults", *JAMA* 296, no. 2 (2006):171-9.

3. NT Lautenschlager y OP Almeida, "Physical activity and cognition in old age", *Current Opinions in Psychiatry* 19, no. 2 (2006):190-3.

Capítulo 2

1. Centros para el Control y la Prevención de Enfermedades, Centro Nacional de Estadísticas de la Salud, "FastFacts A-Z, Death/Mortality 2004 data", http://www.cdc.gov/nchs/fastats/lcod.htm (acceso obtenido 2 agosto 2007).

2. Healthy People 2010. "Chapter 22, Physical Activity and Fitness", http://www.healthypeople.gov/Document/HTML/Volume2/22Physical.htm#_Toc490380795 (acceso obtenido 2 agosto 2007).

3. Centros para el Control y la Prevención de Enfermedades, "Fruit and Vegetable Consumption Among Adults—United States 2005", *Morbidity and Mortality Weekly Report*, 30 marzo 2007, 56 no. 10, Centros para el Control y la Prevención de Enfermedades, http://www.cdc.gov/mmwr/preview/mmwrhtml/mm5610a2.htm (acceso obtenido 2 agosto 2007).

4. Cadena de Información de Peso de NIDDK de los Institutos Nacionales de la Salud, "Prevalence Statistics Related to Overweight and Obesity", Institutos Nacionales de la Salud, http://win.niddk.nih.gov/statistics/index.htm#preval (acceso obtenido 2 agosto 2007).

5. Asociación Americana de Psicología, "Facts and Statistics: Stress," Asociación Americana de Psicología, http://www.apahelpcenter.org/articles/topic.php?id=6#Stress (acceso obtenido 2 agosto 2007).

Capítulo 3

1. Adaptado del Centros para el Control y la Prevención de Enfermedades, División de nutrición, actividad física y obesidad. Obtenga acceso en: http://www.cdc.gov/nccdphp/dnpa/physical/starting/index.htm.

Capítulo 6

1 SM Krebs-Smith, P Kris-Etherton, "How does MyPyramid compare to other population-based recommendations for controlling chronic disease?" *Journal of the American Dietetic Association* 107, no. 5 (2007):830-37.

2. Food and Nutrition Information Center, "The Dietary Reference Intakes (DRI) list more than 40 nutrients", Departamento de Agricultura de Estados Unidos. http://fnic.nal.usda.gov/nal_display/index.php?info_center=4&tax_level=1&tax_subject=242 (acceso obtenido 2 agosto 2007).

3. Escuela de Salud Pública de Harvard, "Protein: Moving Closer to Center Stage", Hoja de información, Universidad de Harvard, http://www.hsph.harvard.edu/nutritionsource/protein.html (acceso obtenido 2 agosto 2007).

4. Jennifer J. Otten, Jennifer P. Hellwig, Linda D. Meyers, eds., *The Dietary Reference Intakes: The Essential Guide to Nutrient Requirements* (Washington, D.C.: The National Academies Press, 2006), pp. 145, 147.

Capítulo 7

1. R.R. Pate, M. Pratt, S.N. Blair, W.L. Haskell, C.A. Macera, C. Bouchard, et al., "Physical activity and public health: a recommendation from the Centers for Disease Control and Prevention and the American College of Sports Medicine", *Journal of the American Medical Association* 273 (1995): 402-407.

Capítulo 8

1. R.B. Williams, et al., "Prognostic Importance of Social and Economic Resources among Medically Treated Patients with Angiographically Documented Coronary Artery Disease", *Journal of the American Medical Association* 267, no. 4 (1992): 520-4.

2. Janet Kornblum, "Study: 25% of Americans have no one to confide in", *USA Today*, 22 junio 2006, http://www.usatoday.com/news/nation/2006-06-22-friendship_x.htm, en referencia a un estudio hecho en coautoría con Lynn Smith Lovin de la Universidad de Duke en la revista *American Sociological Review* (acceso obtenido 4 agosto 2007).

3. Gene J. Koprowski, "Non-Profit Board Work Can Boost Your Career", CareerJournal.com, http://www.careerjournal.com/jobhunting/strategies/20030224-koprowski.html (acceso obtenido 16 octubre 2007).

4. Hans Selye, *The Stress of Life* (Nueva York: McGraw-Hill, 1956).

5. S. Cohen, "The Pittsburgh common cold studies: psychosocial predictors of susceptibility to respiratory infectious illness", presentación en el Octavo Congreso Internacional de Medicina del Comportamiento, *Int J Behav Med.* 12, no. 3 (2005):123-31.

6. Instituto Nacional para la Seguridad y Salud Ocupacional (NIOSH), "El estrés... en el trabajo", publicación de NIOSH No. 99-101, http://www.cdc.gov/spanish/niosh/docs/99-101sp.html (acceso obtenido 28 febrero 2008).

7. National Center on Sleep Disorders Research, "Insomnia: Assessment and Management in Primary Care," http://www.nhlbi.nih.gov/about/ncsdr (acceso obtenido octubre 2006).

8. Viktor Frankl, *Man's Search for Meaning* (Nueva York: Beacon Press, 1959) [*El hombre en busca de sentido* (Barcelona: Herder, 2001)].

9. Henri Nouwen, *The Return of the Prodigal Son* (Darton, Longman & Todd Ltd, 1992) [*El regreso del hijo pródigo* (Boadilla del Monte: Promoción Popular Cristiana, 2002)].

10. Cadena de Información del Control de Peso de NIDDK, "Prevalence Statistics Related to Overweight and Obesity", Institutos Nacionales de la Salud, http://win.niddk.nih.gov/statistics/index.htm (acceso obtenido 17 octubre 2007).

11. Gráfica 3, Prevalence of BMI Levels in 1999–2002 (From NHANES 1999–2000), by Age Group, en KM Flegel, et.al., "Excess Deaths Associated with Underweight, Overweight, and Obesity", *Journal of the American Medical Association* 293, no. 15 (2007).

12. John Farquhar y Gene Spiller, *The Last Puff* (Nueva York: W.W. Norton and Company, 1991).

Acerca del autor

Dr. James M. Rippe es autor de éxitos de librería, cardiólogo
reconocido mundialmente y fundador del Rippe Lifestyle Institute.
Es conocido como el "padre del movimiento norteamericano
moderno para caminar", y su organización de investigaciones ha
publicado cientos de estudios que forman la base científica de
la salud de alto rendimiento. Es autor de 41 libros, incluyendo
18 obras sobre la salud del consumidor y 23 textos médicos, y
sigue escribiendo, enseñando y desarrollando programas de
acondicionamiento físico para corporaciones y atletas profesionales.
El doctor Rippe edita el único libro de texto exhaustivo y revista
académica sobre medicina orientada a cambiar el estilo de vida. Está
casado con la presentadora de noticias por televisión, Stephanie
Hart, y tiene cuatro hijos.

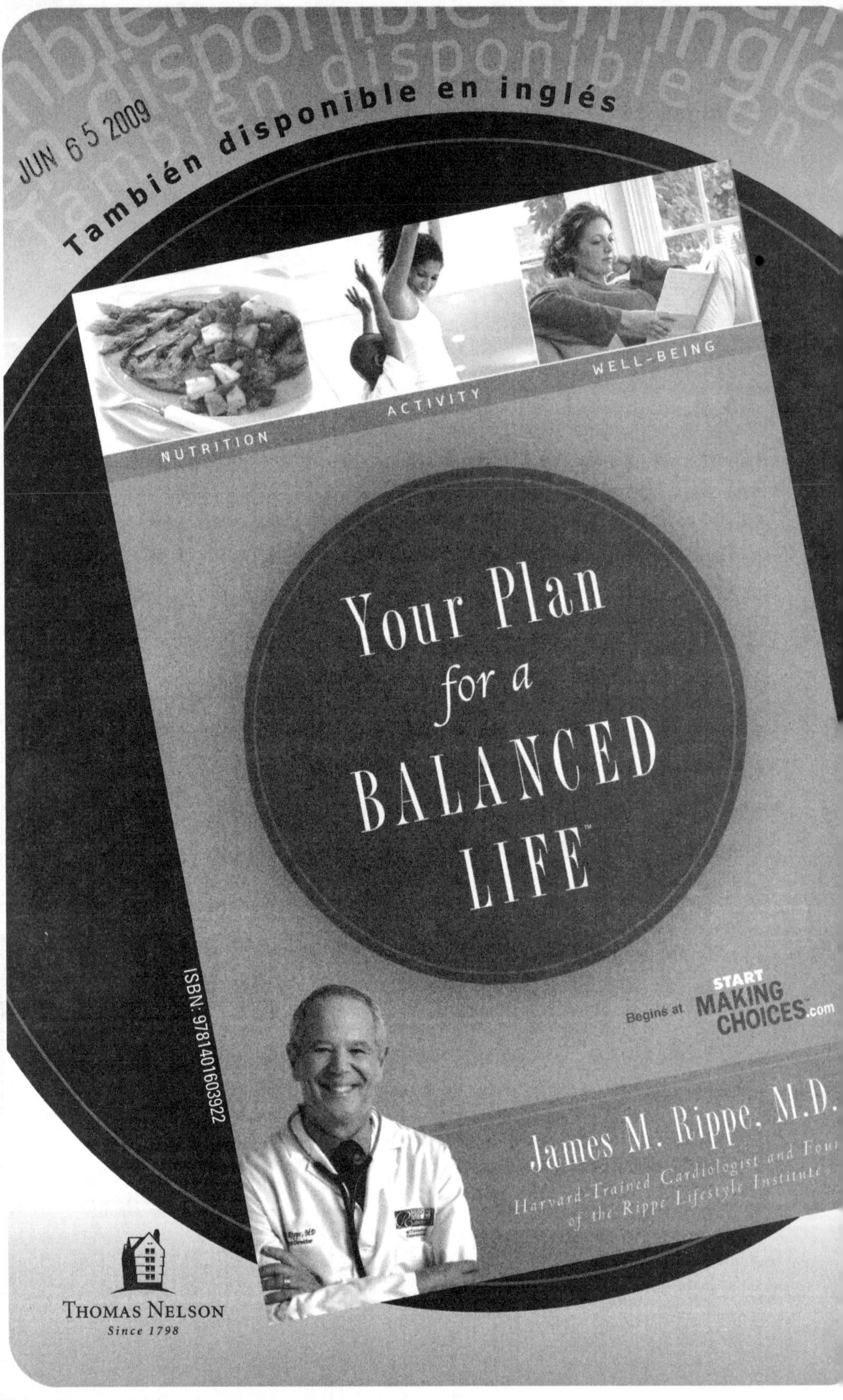
JUN 6 5 2009
También disponible en inglés
NUTRITION
ACTIVITY
WELL-BEING
Your Plan for a BALANCED LIFE™
Begins at START MAKING CHOICES.com
ISBN: 9781401603922
James M. Rippe, M.D.
THOMAS NELSON
Since 1798